MW01114936

Diagnóstico y Tratamiento de las Enfermedades Tiroideas

Carlos García-Escovar
Daniela García-Endara

Diagnóstico y Tratamiento de las Enfermedades Tiroideas

para Médicos no Especialistas

Editorial Académica Española

Imprint

Any brand names and product names mentioned in this book are subject to trademark, brand or patent protection and are trademarks or registered trademarks of their respective holders. The use of brand names, product names, common names, trade names, product descriptions etc. even without a particular marking in this work is in no way to be construed to mean that such names may be regarded as unrestricted in respect of trademark and brand protection legislation and could thus be used by anyone.

Cover image: www.ingimage.com

Publisher:
Editorial Académica Española
is a trademark of
International Book Market Service Ltd., member of OmniScriptum Publishing Group
17 Meldrum Street, Beau Bassin 71504, Mauritius
Printed at: see last page
ISBN: 978-620-3-03185-0

Diagnóstico y Tratamiento de las Enfermedades Tiroideas para Médicos no Especialistas

Autores:
Carlos Alberto García-Escovar[1] MD. MSc. PhD.
Ruth Daniela García-Endara[2] MD.

[1]Docente y miembro de la Comisión de Académica de la Facultad de Ciencias Médicas de la Universidad Eloy Alfaro de Manabí. servimedgarcia@gmail.com
[2]Maestrante en Fisiopatología, Bioquímica y Clínica Endocrinológica de la Universidad Austral de BsAs. Argentina. Especializando en Geriatría de la Universidad Maimónides de BsAs. Argentina. danigarcia18_@hotmail.com

"La vida es breve, el arte es largo, la oportunidad fugaz, la experiencia engañosa y el juicio difícil"

Hipócrates

"In memoriam patris et matris meae ut ipse me esse docuit. Ut curam corporis et spiritus meus esse felicem, solus in re familiari et social"

Tercera Edición 2020

Primera Edición 1990

Segunda Edición 2006

Exordio de la Tercera Edición

Catorce años después de la segunda edición que modificó este manual es notorio la evolución científica y académica de la ciudad de Manta, Manabí, Ecuador. Decidimos actualizar esta información sobre el manejo de las patologías tiroideas para que el médico general y familiar acceda de forma clara, ordenada, de fácil comprensión y renovada sobre los problemas tiroideos de la especialidad endócrina. Cada día menos pacientes con tiroideopatías a Quito o Guayaquil para recibir tratamiento, esta evolución positiva es mucho más notoria en estos tiempos de pandemia por el COVID-19. La Facultad de Ciencias Médicas de la ULEAM desde la docencia me permitió fortalecer y desarrollarme académicamente para lograr junto con mi hija Daniela esta actualización. *"Diagnóstico y Tratamiento de las Enfermedades Tiroideas para Médicos no Especialistas"*, Tercera edición, 2020, sigue siendo la única referencia local de estas características. Y se convirtió en el *"Manual de consulta permanente, y de referencia y actualización rápidas"* de los médicos internistas, generales y familiares; enfermeras y otros profesionales de la salud. Los médicos de otras especialidades seguirán encontrando en este manual una referencia básica de las tiroideopatía; así también, los médicos residentes e internos de centros sanatoriales públicos y privados seguramente recibirán con beneplácito esta nueva Edición, que lo único que aspira es contribuir con el aprendizaje eficiente en el diagnóstico y tratamiento de una tiroides quebrantada.

Contenido

Introducción

Aunque el bocio endémico está, prácticamente, resuelto en el Ecuador hay muchas enfermedades de la tiroides que deben ser resueltas, o más bien diagnosticadas precozmente para evitar dalos irreversible, principalmente cuando estás se presentan en la niñez o adolescencia. Por algunas razones muchas veces en las asignaturas de morfofisiología no se revisó exhaustivamente lo referente al sistema endocrino. Por tal razón, mantenemos el capítulo 1, que hace una reseña sobre anatomía y fisiología tiroidea, y en particular me refiero anatomía quirúrgica. Especial atención ponemos en lo referente a la regulación de las hormonas tiroideas, explicamos como se controla la fabricación de las hormonas tiroideas donde la TSH (por sus siglas en inglés, Thyroid Stimulating Hormone) es la estrella en el este eje. También escribimos sobre el bocio multinodular en sus diversas presentaciones, las bases para el diagnóstico de las fases evolutivas de la enfermedad multinodular y el nódulo tiroideo. Además, hemos incluido información básica sobre hipotiroidismo e Hipertiroidismo clínico y subclínico. Otro tema de gran importancia que se mantiene en esta edición es la tiroiditis en todas sus fases y tipos, en la fase inicial las hormonas tiroideas pueden estar elevados y no es necesario hacer nada, máximo damos analgésicos en los casos de tiroiditis agudas, cuando la TSH suba más de 2,0 uU/ml debemos iniciar la hormonoterapia. Con pequeñas dosis de L-Tiroxina es suficiente. Los capítulos de tiroides y embarazo, cáncer tiroideo, evolución de los métodos de diagnóstico instrumentales y técnicas quirúrgicas para la glándula tiroides, también se mantienen porque experticias en estos diagnósticos son necesarios en el médico general, familiar o de especialidades diferentes a la de medicina interna o endocrinología para referirlos precozmente.

Los exámenes hormonales vinculados a la tiroides, gammagrafía, ecografía 3 y 4 D con doppler, y punción biopsia por aspiración con aguja fina (PAAF) son los diagnóstico instrumentales básicos para el diagnóstico precoz de las enfermedades de la glándula tiroides. Un Patólogo experto es indispensable. El 70% de las biopsias de tiroides son benignas, 10% neoplasia folicular (sospechosa), 5% malignas y 15% no diagnósticas.

Capítulo 1

Anatomía y fisiología tiroidea

1. Anatomía quirúrgica y fisiología

1.1. Anatomía quirúrgica

La Tiroides pesa normalmente cerca de 15 a 20 g y está formada por dos lóbulos (derecho e izquierdo), que tienen la forma de alas de mariposa unidos por un tercer lóbulo central llamado Istmo. Su ubicación topográfica es en la parte anterior del cuello a ambos lados del cartílago tiroideo. Sin embargo, defectos embrionarios pueden ocasionar una tiroides lingual que es poco común, tiroides retroesternal o agenesia de uno o ambos lóbulos. La Tiroides generalmente no es palpable y su crecimiento anormal se llama *bocio*. Es un órgano muy vascularizado, además, junto a su lecho pasan muchos nervios y el más importante es el *recurrente laríngeo* que es el que permite el movimiento de las cuerdas vocales.

En esta región, el suministro de la sangre a la tiroides, el drenaje linfático, la posición de los nervios laríngeos recurrentes y la situación de las glándulas del paratiroideas es de importancia particular. La arteria tiroidea superior normalmente nace como la primera rama de la carótida de la externa sobre la bifurcación de la carótida. En su curso hacia el polo superior de la tiroides es cruzada por la rama externa del nervio laríngeo superior el cual hay que protegerlo durante la cirugía para no dañarlo. La arteria tiroidea inferior normalmente nace del tronco tirocervical de la subclavia, asciende bajo la fascia prevertebral en el cuello, y cruza medialmente detrás de la vaina de carótida. Penetra la fascia prevertebral y alcanza la superficie posterior de la glándula tiroidea.

La tiroides es drenada por tres pares de venas. La vena tiroidea superior acompaña la arteria tiroidea superior y se vacía en la yugular interna o la vena facial común al nivel de la bifurcación de la carótida. La vena tiroidea media drena la parte centro lateral de cada lóbulo tiroideo, cruza la arteria carótida común y se une a la yugular interna. La vena tiroidea inferior surge del polo inferior de la glándula y desciende para unirse la vena innominada. El drenaje linfático se hace comúnmente a los grupos ganglionares yugulares medios y bajos. El istmo y la parte media de la glándula se drenan a los ganglios pretraqueales y prelaríngeos.

Los nervios laríngeos recurrentes ascienden del mediastino y atraviesan el sulcus traqueoesofágico o lateral a esta ranura. Los nervios tienen una relación inconstante con las arterias tiroideas inferiores y a la superficie posterior de la tiroides. Cada uno puede cruzar delante o detrás de la arteria, o puede pasar entre sus ramas. Al nivel de los dos o tres anillos traqueales superiores, cada nervio se junta estrechamente a la superficie posterior de la tiroides y raramente puede penetrar la glándula. Los nervios normalmente dividen en ramas anterior y posterior y penetran la laringe. Las glándulas Paratiroideas pueden estar en cualquier parte del compartimiento visceral del cuello entre la bifurcación de la carótida y el mediastino superior. Las glándulas superiores normalmente se encuentran hacia atrás, cerca de la cápsula del tercio superior de la tiroides. Las glándulas inferiores están junto al polo inferior de la tiroides y reciben la vascularización de una rama de la arteria tiroidea inferior.

Vista anatómica anterior

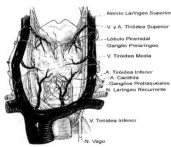

Fuente: Wise RA, Baker HW. (1968) Surgery of the Head and Neck.

Vista anatómica posterior

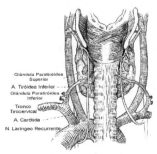

Fuente: Wise RA, Baker HW. (1968) Surgery of the Head and Neck.

1.2. Fisiología

Las T3 y T4 son hormonas singulares en el sistema endócrino y es el yodo su principal e insustituible componente, por tal razón si el organismo no dispone de yodo no puede producir las hormonas tiroideas. *No podemos vivir sin yodo.* Más de 99% de las hormonas tiroideas que circulan en la sangre están fijadas a proteínas séricas, principalmente a la globulina fijadora de la tiroides (TBG). Sólo la hormona libre penetra a las células, fijándose a los receptores hormonales nucleares que regulan el control de DNA de los procesos oxidantes en todo el cuerpo. La función más importante de la tiroxina y sus variantes es la de participar en el desarrollo del sistema nervioso. Si la madre no consume nada de yodo el feto no tiene tiroxina y nace con idiocia, idiotez o cretinismo endémico. Sin embargo, todo esto puede superarse con el consumo de yodo, ya que el cerebro se desarrolla principalmente en los 3 primeros años de vida. En las zonas donde hay endémicamente deficiencias de yodo la madre durante el embarazo y lactancia y el niño deben consumir sal yodada. El yodo se consume en forma de sales de yoduro el cual es absorbido en el intestino delgado en forma de yodo iónico y la Tiroides a través de la "trampa del yodo" lo capta; sin embargo, parte de este se elimina por la orina, saliva, mucosa gástrica y una pequeña cantidad por la leche materna, cantidad suficiente para el niño que se alimenta del pecho de su madre. Además, las leches maternizadas contienen el yodo requerido por el niño.

1.2.1. Mecanismo de fabricación

La hormona estimulante de la tiroides o tirotropina (TSH) estimula la captación y de yodo, su fijación a la tirosina a través de la peroxidasa, el acoplamiento de Monoiodotirosina o Diiodotirosina para formar T3 (triyodotironina) o T4 (tiroxina), y la liberación de T3 y T4. El tiroides a través de un proceso de oxidación liga al yodo a un aminoácido esencial que en presencia de la enzima Tiroperoxidasa (TPO) forma la tirosina y es esta última la que permite la transformación del yodo iónico en yodo orgánico. Debemos recordar más adelante que los Anticuerpos Antitiroideos anti-TPO bloquean a la TPO y graves complicaciones en la producción de las hormonas tiroideas siendo esta la causa más frecuente de Hipotiroidismo. El acoplamiento de una moléculas de yodo a la Tirosina produce la Monoiodotirosina (T1) y la de dos la Diiodotirosina (T2); la unión de dos moléculas de T2 forma la Tiroxina (T4) y la unión de una molécula de T1 y una de T2, formará la T3 o Triyodotironina. Estos productos se conjugan y forman un complejo hormonal en la Tiroides que es la Tiroglobulina (TGB) que, luego de acuerdo con los requerimientos y por hidrólisis pasan a la sangre las hormonas tiroideas como T4 y T3. Las hormonas que produce la tiroides no se utilizan directamente sino las que salen del fraccionamiento de la Tiroglobulina:

Tiroxina (T4) y Triyodotironina (T3). La T4 y T3 están ligadas a un "transportador" que es una proteína específica llamada "proteína transportadora de compuestos yodados" (PBI). Como consecuencia la mayor parte de T4 y T3 circulan en su forma "ligada a la PBI y sólo una muy pequeña porción está en su forma libre en la sangre y constituyen las auténticas hormonas activas, denominadas T4-Libre (T4L) y T3-Libre (T3L).

La proporción de T3 es muy baja en relación con la T4. Sin embargo, la T3 es más activa y tiene una vida media más corta que la T4 y el 80% de ella procede de la desyodación de la T4. Por ello, en cierto modo, la T4 se comporta como una prohormona en la periferia. La T4 puede también convertirse en T3 inversa (rT3), que es inactiva, lo que ocurre en el ayuno y en enfermos graves como mecanismo de adaptación para reducir el gasto energético. (Esteva E. 2010)

1.2.2. Regulación

Podemos decir que la función reguladora de la fabricación de hormonas tiroideas la tiene la Hipófisis a través de la producción de la Hormona Estimulante de la Tiroides, TSH (Thyroid Stimulating Hormone) y es la que activa o desconecta la actividad de la Tiroides. Las hormonas tiroideas tienen un efecto retroalimentador que inhibe directamente a las células tirotrópicas hipofisarias desensibilizándolas para el efecto estimulador de la hormona hipotalámica liberadora de tirotropina (TRH). Es un mecanismo sencillo, pero preciso, si el nivel hormonal tiroideo baja en la sangre, la hipófisis lo capta y aumenta la TSH y esta estimula la producción hormonal de la tiroides y se libera más hormona, cuando el nivel es alto, disminuye la TSH en sangre y la tiroides disminuye su producción.

Este proceso se desarrolla de la siguiente manera: la existencia de una cantidad adecuada de hormona tiroidea en el organismo se regula a través del hipotálamo y de la adenohipófisis que controlan la secreción tiroidea. La TSH eleva la proteólisis de la tiroglobulina, liberándose hormonas tiroideas a la sangre; luego, se incrementa la actividad de la trampa de yodo con lo cual aumenta su captación en las células glandulares y su concentración en el coloide, se intensifica la yodación de la tirosina para formar hormonas tiroideas, todo esto aumenta el tamaño y la actividad secretora de las células tiroideas. La secreción de TSH por la hipófisis está controlada por una hormona hipotalámica, la hormona liberadora de tirotropina (TRH), transportada hasta la adenohipófisis por la circulación portal hipotálamo-hipofisaria. Uno de los estímulos que más aumentan la secreción de TRH y, por consiguiente, la de TSH, es la exposición al frío, en un control fisiológico de la temperatura por los centros hipotalámicos. Sustancias como la somatostatina o la dopamina también aumentan estimulan la cascada desde hipotálamo y los estados de ansiedad disminuyen la secreción de TSH, adicionalmente, el aumento de la hormona tiroidea en sangre reduce la secreción de TSH. Cuando la secreción de hormona tiroidea aumenta hasta 1.75 veces del valor normal, la secreción de TSH disminuye prácticamente hasta desaparecer, por acción directo sobre la propia adenohipófisis. (Hernández, 2016)

Capítulo 2

Bocio multinodular normofuncional

2. Bocio multinodular normofuncional

Este es un Bocio con varios nódulos y con una glándula *normofuncional* o sea sin Hipertiroidismo y cuando no encontramos la tiroides aumentada de tamaño, aunque haya varios nódulos, estaríamos frente a una Degeneración Multinodular. Podríamos decir que la Degeneración Multinodular es una enfermedad evolutiva en la cual varios grupos de células tiroideas no responden bien al control de la Hipófisis y crecen a un ritmo distinto del resto de las células tiroideas normales. Esta es una enfermedad benigna, quizá de tipo congénito y sería extremadamente raro que degenere en un Cáncer de Tiroides. A partir de los 35 o 40 años se presenta más frecuentemente ya que estas células atípicas crecen lentamente. El diagnóstico se hace a la observación o a la palpación y se confirma a través de la gammagrafía (scanning tiroideo). La ecografía se utiliza para el control de la evolución del tamaño del tiroides y de los nódulos.

En la gammagrafía solo se ven los nódulos fríos mayores de 1 cm. Sin embargo, en los estudios histopatológicos se descubren multitud de pequeños grupos de células o sea micronódulos. De esta forma pasamos del DIAGNÓSTICO clínico de Bocio Multinodular, al más fino de Degeneración Multinodular que podría o no evolucionar y solo en este caso relativamente avanzado es que se diagnostica como Bocio Multinodular.

2.1. Frecuencia

El Bocio Multinodular está íntimamente relacionado con el Bocio Simple y por lo tanto la frecuencia del Bocio Multinodular está relacionada con la existencia de Bocio Simple. El Bocio Multinodular se presenta casi exclusivamente en mujeres y con mayor frecuencia en zonas con déficit de yodo (10 - 15% de la población), aunque el consumo de sal yodada ha disminuido drásticamente este porcentaje. Sin embargo, aunque los aporte de yodo en la dieta sean adecuados el Bocio Multinodular se mantiene en el 4%. En el Ecuador probablemente supera el 5%. Los nódulos tiroideos < 1 cm. de diámetro son benignos en 98.4% de los casos. Los nódulos > 1 cm. de diámetro, tienen mayor posibilidad de ser malignos.

2.2. Causas y evolución

El Bocio o Hiperplasia Multinodular es una enfermedad evolutiva y de predisposición genética, que se inicia como un Bocio o Hiperplasia Simple en la etapa infantil o de adolescencia y que, al pasar los años, se forman clones celulares que responden de una manera diferente al estímulo de la TSH. Probablemente desde el embrión existan grupos de células tiroides más sensibles a la TSH y formarían grupos celulares de tipo nodular. Su evolución suele ser muy lenta, inclusive a partir de los 45 años el crecimiento de la tiroides puede estancarse.

2.3. Signos y síntomas

El Bocio Multinodular lo descubre el paciente o los familiares como un abultamiento que comenzó a crecer hace varios años. En varios casos son los trastornos compresivos los que lo llevan al médico. Cuando hay procesos avanzados y con un bocio grande se produce desplazamiento traqueal con sensación de opresión en el cuello y dificultad al tragar. En general el Bocio Multinodular casi no da síntomas y la mayoría de los pacientes, prefieren el Bocio, aunque sea bastante manifiesto, al riesgo quirúrgico. Los nódulos demasiado grandes ocasionan molestia, ronquera o disfagia.

Los grandes bocios multinodulares retroesternales causan disnea por compresión de la tráquea, los subesternales pueden causar el síndrome de la vena cava superior, que se manifiesta por eritema facial y distensión de las venas yugulares que progresa a la cianosis y edema facial cuando ambos brazos se elevan sobre la cabeza (signo de Pemberton).

La tiroides se explora en una habitación bien iluminada, luego se le da agua para beber al paciente, se observa el cuello durante la deglución ya que la tiroides se mueve hacia arriba y en los cuellos extremadamente delgados esta glándula es visible. Debemos buscar crecimiento o la asimetría de la glándula.

Para palparla lo hacemos desde atrás, con la persona sentada, usando el segundo y tercer dedo de cada mano. Al deglutir agua, se perciben los nódulos tiroideos moviéndose entre los dedos. Se nota la localización de cualquier nódulo, así como su tamaño, firmeza y dolor. También se buscan adenomegalia en el cuello. En toda glándula tiroidea crecida se buscarán soplos mediante auscultación.

2.4. Diagnóstico

Luego del diagnóstico clínico del Bocio se ordena una titulación de la TSH y las hormonas tiroides cuyos resultados confirman la normofuncionalidad de la Tiroides. Para definir la morfología de la hiperplasia se requieren los siguientes exámenes:

2.4.1. Gammagrafía

La gammagrafía es el examen que confirma el diagnóstico clínico de sospecha del Bocio Multinodular. Demuestra el aumento de tamaño de la tiroides y principalmente la distribución irregular del trazador en la glándula. Los nódulos se ven generalmente como zonas con menor fijación del trazador (nódulos fríos), el resto de la glándula aparece normal. Cuando la enfermedad está muy avanzada se ven nódulos funcionantes "calientes" dentro de zonas no funcionantes.

Cuando los nódulos calientes son *autónomos*, o sea, que funcionan independientemente de la Hipófisis, y si son grandes o varios pueden inhibir la secreción de TSH (*inhibidores*). Un Bocio Multinodular con nódulos de tipo Autónomo-Inhibidor significa su evolución una forma Hiperfuncional o Tóxica.

2.4.2. Ecografía

La ecografía en el Bocio Multinodular es poco útil, mientras en la gammagrafía se evidencia una distribución muy irregular del trazador, la ecografía es casi normal. La ecografía tiene utilidad con el control de la evolución de la enfermedad cuando algún nódulo está aceptablemente delimitado y pueden tomarse sus medidas, aunque, generalmente, la mayoría tienen bordes mal definidos con ecogenicidad ligeramente más densa que el parénquima normal lo que hace difícil medirlos.

De repente hay algún "nódulo dominante" y debe de ser también medido para su control. La Tiroides con Bocio Multinodular es muy vascularizada lo cual se evidencia en la Ecografía Doppler-Color, situación que evita la degeneración necrótico-caseosa central de los nódulos, los adenomas si tienen esta complicación.

Sin embargo, se han encontrado en una misma glándula una Degeneración Multinodular con un adenoma no funcionante. Esta evidencia la hemos demostrado con estudios histopatológicos de glándulas en las que se habían realizado ecografía previa.

2.4.3. La punción biopsia por aspiración con aguja fina (PAAF)

Se utiliza una aguja calibre 25 para obtener una biopsia de nódulos sospechosos, la aguja se fija a una jeringa y a un portajeringas, no se usa anestesia local. La PAAF mejora su resultado cuando se la guía con ultrasonido. Se debe evitar muestras sanguinolentas, el líquido de la punción se coloca en un portaobjetos y deslizando sobre este otro portaobjetos se obtiene un doble frotis delgado. Un portaobjetos se seca al aire mientras el otro se lo fija con alcohol a 95%. Se pueden obtener dos o más biopsias. Un Patólogo experto es indispensable. El 70% de las biopsias de tiroides son benignas, 10% neoplasia folicular (sospechosa), 5% malignas y 15% no diagnósticas.

El riesgo de malignidad es más alto en pacientes más jóvenes y en aquellos que presentan nódulos que están fijos o que son > 3 cm. de diámetro. Los pacientes de edad avanzada con citología *sospechosa* (nódulos < 4 cm. de diámetro) tiene una tasa de malignidad de apenas 5%; estos pacientes pueden ser elegidos para seguimiento cada seis meses mediante palpación y ultrasonido.

Los nódulos quísticos que producen líquido seroso son benignos, pero el líquido debe ser sometido para citología. Los nódulos quísticos que producen líquido sanguinolento tienen una mayor probabilidad de ser malignos. Cuando la citología no es diagnostica (p. ej., diluida con sangre o hipocelular) y la lesión permanece palpable, se practica PAAF de repetición.

2.4.4. Datos que facilitan el diagnóstico

- Nódulos tiroideos en el examen clínico minucioso de la Tiroides.
- Pruebas de función tiroidea: Hormonas y Gammagrafía
- PAAF de nódulos simples o dominantes, o en caso de una historia de radiación previa de la cabeza o el cuello.
- La Ecografía es útil para realizar la PAAF y el seguimiento.
- Se requiere seguimiento clínico.

2.5. Tratamiento

Si no hay alteraciones compresivas, penetración intratorácica o motivaciones estéticas, se descarta el tratamiento quirúrgico. Esta casi descartada la malignización del Bocio Multinodular, su incidencia es tan baja que no debe considerarse y si ocurriera, los nidos celulares que se encuentran en los Bocios Multinodulares son de tipo papilar y su benignidad no justifica la morbilidad de esta cirugía.

Para evitar esta posibilidad, la tiroidectomía debería ser total, pues los nidos son multicéntricos. Además, la multicéntricidad asegura que en el resto de la Tiroides conservada aparezcan nódulos después de varios años.

2.5.1. Tratamiento clínico

Bocio Multinodular se produce por estímulos directos de la TSH por lo tanto la mejor manera de frenar la TSH es dar un tratamiento suave con L-Tiroxina de forma permanente. Sin embargo, hay que evaluar cada paciente y será el médico especialista quien decida si mantener un tratamiento suave o control sin tratamiento. Debemos recordar que si la ecografía evidencia que la glándula o los nódulos aumentan de tamaño podremos, siempre, ofrecer al paciente el tratamiento con L-Tiroxina.

2.6. Control

Si el plan es mantener un control permanente, después de hecho el diagnóstico con T3, T4, TSH, gammagrafía y ecografía. Debemos ordenar cada cuatro meses titulaciones hormonales y una vez al año ecografía de control con mediciones y características de nódulos. Los riesgos son la forma hiperfuncional o tóxica y que algún nódulo se malignizarse. Su aumento de tamaño o alteración en los signos vasculares son evidencia.

Capítulo 3

Bocio multinodular hiperfuncional

3. Enfermedad de Plummer

El Bocio Multinodular Hiperfuncional es una complicación evolutiva del Bocio Multinodular Normofuncional. Por lo tanto, esta hiperfuncionalidad se evidencia con una *producción mayor de lo normal de hormonas tiroides que conlleva a la inhibición de la TSH*.

3.1. Frecuencia

La frecuencia del Bocio Multinodular está en relación directamente proporcional con la aparición del Bocio Difuso, y siendo la Enfermedad de Plumier una fase evolucionada del Bocio Multinodular Normofuncional su incidencia también estará relacionada con la del Bocio Simple o Difuso o Puberal o Juvenil.

3.2. Causas y evolución

Ordenemos: el estímulo sostenido de la TSH, provoca que células tiroides más sensibles genéticamente originen el primer estadío (Bocio Difuso); luego la desdiferenciación de algunos clones de células con condiciones disímiles por su exagerada sensibilidad a la TSH y forman micronódulos llegando al segundo estadío (Degeneración Multinodular); estos grupos celulares con el tiempo crecen y llegamos al tercer estadío (Bocio Multinodular Normofuncional); en el siguiente estadío unos nódulos no captan el yodo y/o tienen problemas en la síntesis de hormonas desarrollando *nódulos no funcionantes* y otros nódulos funcionarían, pero independientemente del estímulo de la TSH, formando *nódulos funcionantes autónomos* (Bocio Multinodular Hiperfuncional Subclínico); por último cuando los nódulos autónomos disparan la producción de hormonas y rebasan la normalidad se convierten en *nódulos tóxicos* y estamos en el quinto estadío el (Bocio Multinodular Hiperfuncional Tóxico).

3.3. Diagnóstico

Sin lugar a duda este diagnóstico le corresponde al médico especialista, pues el control regular durante años de un Bocio Multinodular puede descubrir en algún momento que la TSH se deprime y en este instante está a la vista el diagnóstico del Hipertiroidismo Subclínico dentro de la Enfermedad Multinodular de la Tiroides. Sin embargo, más frecuentemente deberían ser los médicos familiares o cardiólogos consultados por síntomas generales inespecíficos o cardiovasculares y frente a una paciente mayor de 50 años con un Bocio Multinodular tendrían que pensar en un probable hipertiroidismo. El médico general, fácilmente, por palpación diagnostica un Bocio Multinodular, pero con esto tiene varias alternativas diagnosticas: Hiperplasia Normofuncional o Hiperfuncional u otro tipo de Hiperplasia. La titulación de T4, T3 y TSH define si la Tiroides es normofuncional o hiperfuncional subclínica o clínica. Para definir características morfológicas se requieren los exámenes que se describieron en el capítulo anterior: Gammagrafía y Ecografía Tiroidea.

3.4. Tratamiento

El Bocio Multinodular Hiperfuncional, generalmente, responde mal al tratamiento con fármacos antitiroideos. Las células de estos nódulos no obedecen a la Hipófisis y jamás serán controladas, por tal razón el único tratamiento factible es la destrucción o eliminación de estos nódulos.

3.4.1. Radioyodo

La mejor alternativa de tratamiento es con radioyodo, pues la edad de los pacientes no proyecta conflictos biológicos en relación con recibir radiación. El Yodo 131 es selectivo y se fija únicamente en las células hiperfuncionantes y destruye solo a estas células. El hipotiroidismo secundario tiene una incidencia del 10% al 15 %, debemos tomar en cuenta que las células tiroideas normales están inhibidas y no atrapan el radioyodo. Cuando la toxicidad es muy alta recomendamos dar medicación antitiroidea, además es importante el uso de un betabloqueante como el propanolol. Luego se dan dosis de 15 - 25 milicurios de Yodo 131 que se consideran altas, pues las células de los nódulos tóxicos son menos radiosensibles ya que retienen el radioyodo durante poco tiempo.

Sugerimos evitar dosis únicas más elevadas, pues hay el riesgo de provocar una liberación masiva de hormonas tiroideas que generen una crisis tóxica. Si se requieren dosis más altas hay que fraccionarlas en dosis mensuales, también sugerimos otro esquema que fracciona mucho más la dosis, administrar 15 milicurios. Después de 3 meses y habiendo analizado resultados administrar la segunda dosis y si es necesario repetimos la tercera dosis después de 3 meses más. Con cada dosis hay menos células hiperfuncionantes la dosis siguiente es más efectiva. Este esquema se compadece con el criterio del Organismo Internacional de Energía Atómica que dispone tratamiento ambulatorio con dosis de hasta 15 milicurios, mientras que dosis mayores requieren aislamiento. Por último, dosis alta pueden causar una tiroiditis y complicar síntomas compresivos del cuello. El tratamiento con radioyodo no garantiza la reducción del bocio, pues la radioterapia resuelve la hiperfunción y no la estética.

3.4.2. Tratamiento quirúrgico

El tratamiento quirúrgico resuelve la hiperfunción de la Tiroides y la estética del cuello. En casos de Hiperplasias monstruosas el tratamiento quirúrgico será la primera elección, también cuando haya compresión del cuello o penetración retroesternal o intratorácica del bocio. Previo a la cirugía hay que dar tratamiento antitiroideo y solo en casos muy tóxicos hay riesgo de Tormenta tiroidea.

Capítulo 4

**Bases para el diagnóstico de las
fases evolutivas de la
enfermedad multinodular**

4. Bases para el diagnóstico de las fases evolutivas de la enfermedad multinodular

En la ENFERMEDAD MULTINODULAR de la tiroides hay tres tipos de células:

1. Células sin capacidad de captar yodo para sintetizar hormonas tiroideas y forman nódulos no funcionantes.
2. Células que sintetizan hormonas tiroideas independientemente de la influencia de la TSH y forman nódulos autónomos.
3. Células tiroideas normales.

4.1. Bocio o Hiperplasia Difusa

- 5 a 25 años
- Problemas genéticos en la síntesis de Hormonas Tiroideas y mayor sensibilidad de clanes celulares frente a la TSH que ocasiona Bocio.
- Circunstancias que contribuyen: déficit de yodo, pubertad y embarazo.
- Control total con tratamiento antitiroideo.

4.2. Degeneración Multinodular

- 25 a 35 años
- Desdiferenciación de algunos clones de células con condiciones disímiles por su exagerada sensibilidad a la TSH y forman micronódulos pudiendo ser diagnosticados por estudio histopatológico.

4.3. Bocio o Hiperplasia Multinodular

- 35 - 40 años
- Los niveles hormonales son normales. La TSH no está deprimida.
- Normofuncionalidad por predominio de células normales.
- Puede ser diagnosticado por palpación o por gammagrafía o ecografía.
- Muchas veces se logra control con tratamiento antitiroideo.

4.4. Bocio Multinodular Hiperfuncional Subclínico

- Más de 40 años
- Nódulos autónomos evidentes en la gammagrafía. Nódulos calientes y nódulos fríos que se confunden con áreas de parénquima normal inhibido.

- T3 y T4 normales, TSH < 0.1 uU/ml, Anticuerpos Antitiroideos normal o irrelevante.

- Cansancio o debilidad, taquicardia y palpitaciones, fibrilación auricular (poco frecuente). En toda fibrilación auricular debe estudiarse la función tiroidea. No hay pérdida de peso. Nunca hay exoftalmos.

4.5. Bocio Multinodular Hiperfuncional Tóxico

- Más de 65 años

- T3 y T4 muy elevadas, TSH inhibida.

- Evidencia clínica de hipertiroidismo. Palpitaciones, taquicardia, nerviosismo, temblor, debilidad muscular, a veces diarreas, a veces pérdida de peso, con frecuencia arritmia por fibrilación auricular. Nunca hay alteraciones oculares.

- Ritmo evolutivo muy lento y el paciente se acostumbra a los síntomas.

- La insuficiencia cardiaca lleva al paciente al cardiólogo y este hace el diagnóstico.

- La debilidad y el cansancio se atribuyen a la edad.

- Falsa depresión bifásica. Alternan la depresión con la irritabilidad.

Capítulo 5

Nódulo tiroideo

5. Nódulo tiroideo

5.1. Nódulo tóxico. Adenoma hiperfuncionante

El origen, la forma de presentación y el tratamiento del Hipertiroidismo Nodular son totalmente diferentes a los del Hipertiroidismo Difuso. Y aunque las diferencias son mucho menores entre el Nódulo Tóxico y el Bocio Nodular Hiperfuncionante, son lo suficientemente importantes para estudiarlas en un capítulo especial.

5.1.1. Definición

El Adenoma Hiperfuncionante o Nódulo Tóxico histológicamente está formado por células extrañas a la tiroides y por tal razón es recubierta por una cápsula *(originalmente una sola célula que desde el desarrollo embrionario o por mutación no obedece a la TSH)*. Además, el Adenoma Tóxico, es un Nódulo Tiróideo Solitario, Funcionante, Autónomo e Inhibidor, que en algún momento su producción de hormonas tiroideas supera la normalidad provocando un tipo especial de Hipertiroidismo, en este momento el nódulo se ha convertido en tóxico.

5.1.2. Clasificación funcional de los nódulos

- Clasificación de acuerdo con la gammagrafía y características funcionales:
- Adenoma no Funcionante. Sin actividad en gammagrafía. T4L y TSH normales. Nódulo frío.
- Adenoma Funcionante. Nódulo palpable, se ve en la ecografía, gammagrafía normal, T4-L y TSH normales. Control semestral. Nódulo tibio.
- Adenoma Funcionante. Nódulo intenso en gammagrafía, pero el resto de la tiroidea normal, T4-Libre y resto de hormonas tiroideas normales, TSH inhibida o normal. Control hormonal semestral. Nódulo caliente. Inhibidor parcial.
- Adenoma Funcionante, gammagrafía sólo registra actividad en el nódulo, la ecografía muestra parénquima y nódulo con morfología normal. T4-Libre y resto de las hormonas tiroideas son normales, TSH < 0.1 uU/ml. Inhibidor, No Tóxico. Control hormonal semestral. Nódulo caliente.
- Adenoma Funcionante, gammagrafía sólo registra actividad en el nódulo, la ecografía muestra parénquima y nódulo con morfología normal. T4-Libre, T4 y T3 están altas, sobre todo esta última. La TSH inhibida. Requiere tratamiento. Proceso Inhibidor y Tóxico. Nódulo caliente.

5.2. Etiología

Como en casi todos los problemas tiroideos, al Adenoma Hiperfuncionante lo diagnosticamos con precisión y lo tratamos adecuadamente pero su etiología es desconocida. En esta patología un grupo de células trabajan por su cuenta, no hacen caso a la TSH. Puede ser que el adenoma esté predeterminado genéticamente o que en cualquier momento una célula tiroidea tenga una mutación y a partir de ella empiece a desarrollarse el nódulo autónomo.

5.3. Evolución

Todo se inicia con un pequeño *nódulo independiente*, luego crece y crece. Algunas veces un pequeño *nódulo caliente* diagnosticado en la gammagrafía, que no mide más de 5 mm. en la ecografía puede inhibir total o parcialmente el resto del parénquima tiroideo y permanecer estacionario por años. Esto significa que no es un gran problema un *nódulo caliente,* puede mantenerse estacionario toda la vida. Sin embargo, los controles anuales de hormonas y ecografía son indispensables. No debemos olvidar que *en los controles de nódulos autónomos hay que pedir siempre T3,* ya que esta hormona es la primera que se altera cuando comienzan a hacerse tóxicos. El nódulo sigue creciendo con una vascularización pésima, el motivo es que siendo un tipo de células diferentes el organismo a lo encapsula, por tal razón en la ecografía convencional se ven los adenomas rodeados de una banda oscura alrededor *(halo perinodular).* La Ecografía Doppler-Color nos indica que ese halo está constituido por vasos sanguíneos. La cápsula de los adenomas impide la penetración de los vasos sanguíneos y se nutren desde la periferia, pero cuando crecen mucho la parte central se necrosa. Podemos asegurar como base diagnóstica que *en los adenomas la circulación es habitualmente perinodular, sin penetración de vasos en su interior y al adquirir cierto volumen tienden a necrosarse en el centro.* Esto además nos explica que la necrosis interna de los adenomas funcionantes limita el volumen de parénquima y hace que puedan mantenerse en crecimiento, pero sin toxicidad porque realmente solo están vivas las células más próximas a su superficie. Pero puede ocurrir que la evolución sea menos favorable y que el nódulo funcionante tenga una capacidad reactiva muy importante o que penetren vasos en su interior y que el número de *células hipófiso-independientes* llegue a alcanzar un volumen que sea capaz de alterar los niveles hormonales, entonces, *un nódulo caliente, autónomo e*

inhibidor, se considera Tóxico cuando los niveles en sangre de T4, T3, T4-Libre o
alguna de ellas se elevan por encima de los límites normales.

5.4. Diagnóstico clínico

La clínica del Adenoma Tóxico es muy diferente de la del Hipertiroidismo Difuso. El
Hipertiroidismo Simple es Hipermetabólico y con tendencia a la Exoftalmia Infiltrativa,
mientras que, en el Hipertiroidismo nodular, incluyendo el adenoma tóxico es de tipo
cardiotóxico. La diferencia es abismal. El paciente casi nunca ha notado el bultito que
tiene en el cuello, pero refiere datos como, palpitaciones y taquicardia. Casi siempre
los pacientes con un Adenoma Tóxico llegan al especialista remitidos por el
Cardiólogo. También refieren cansancio y debilidad. No hay pérdida de peso ni
alteraciones oculares. No hay la aceleración de todas las funciones metabólicas que
se observa en el Hipertiroidismo Difuso. Es como si la hormona responsable del
Hipertiroidismo en sus formas nodulares fuera diferente de la que ocasiona el
Hipertiroidismo en su forma Difusa. Probablemente sea así y no hayamos sido
capaces de penetrar de forma suficientemente profunda en la bioquímica de las
hormonas tiroideas. Unas células que pertenecen a una estirpe algo diferente de las
células tiroideas habituales, podrían producir una hormona con un leve matiz diferente.
Lo suficiente para dar origen a una enfermedad distinta.

5.6. Diagnóstico instrumental

A un nódulo funcionante sólo se lo puede calificar por medio de las técnicas de
diagnóstico instrumentales.

5.6.1. Laboratorio

La TSH: < 0.1 uU/ml. El diagnóstico de Toxicidad lo da la elevación de la T3, T4 y T4-
Libre. Los Anticuerpos Antitiroideos no tienen en este caso ningún valor, generalmente
son negativos y si son positivos no tienen ninguna significación especial.

5.6.2. Gammagrafía

Es el examen que da el diagnóstico del nódulo tóxico. En la gammagrafía se evidencia
la fijación del trazador exclusivamente en la zona del nódulo. El resto de la glándula
no aparece. La ausencia de TSH en sangre hace que el tiroides normal no funcione.

Para demostrar que existe ese parénquima tiroideo inhibido, hace años se hacía la
"prueba de estímulo con TSH". Se inyectaba TSH por vía intramuscular y al día

siguiente se repetía el estudio, se apreciaba la reactivación del parénquima inhibido. Ya no se hace, ni siquiera hay TSH inyectable en el mercado. Es más fácil hacer una ecografía. En la gammagrafía puede aparecer el nódulo funcionante con un área no funcionante en el centro, en forma de anillo. La zona interna no funcionante se demuestra por ecografía que corresponde a ese centro del nódulo necrosado del que antes hemos hablado.

5.6.3. Ecografía

La ecografía demuestra el tamaño del nódulo, sus características, su volumen (eso es importante para calcular la dosis si se va a hacer tratamiento con Radioyodo). Además, con ecografía se evidencia con toda claridad el resto del parénquima que se mantiene inhibido, generalmente parte del lóbulo ocupado por el nódulo y el otro lóbulo. Este parénquima va a ser la reserva para la restauración al equilibrio funcional cuando se elimine el nódulo autónomo. Si el nódulo ha mantenido inhibida el resto de la tiroides durante mucho años el lóbulo contralateral puede llegar a atrofiarse. Aunque la ecografía doppler-color da imágenes bastante claras en el diagnóstico del Adenoma Funcional Inhibidor, revelando la zona altamente vascularizada del nódulo funcionante en contraste con el fondo con menos vascularización del tiroides inhibido, sin embargo, hay ocasiones en que los datos no son definitivos. Si no hay posibilidad de hacer una gammagrafía podemos emplear el Eco-doppler-color, pero si se puede elegir entre ambas cosas, mejor la gammagrafía más ecografía convencional.

5.7. Tratamiento

El tratamiento farmacológico con antitiroideos responde muy mal y además no cura la enfermedad. El tratamiento recomendado es el quirúrgico o el radioyodo. La elección depende del tamaño de nódulo y de factores personales.

5.7.1. Radioyodo

El Nódulo o Adenoma Tóxico es el caso perfecto para el tratamiento con Radioyodo. Además, no hay el más mínimo riesgo de Hipotiroidismo secundaria. El radioyodo sólo se va a concentrar en las células hiperfuncionantes autónomas (las otras están inhibidas) y va a actuar destruyéndolas de una forma exquisitamente selectiva. Solo se va a irradiar el nódulo y cuando por la irradiación de las células desaparece la actividad inhibidora, todo el parénquima que antes estaba inhibido recupera su actividad. La recuperación es absoluta y la normalización de la imagen gammagráfica es asombrosa. El nódulo se reduce sensiblemente y si no era muy grande desaparecer por completo. Si el nódulo es de hasta 4 cm. el tratamiento de elección es el radioyodo. Cuando son mayores de 4 cm. de diámetro el tratamiento podría ser quirúrgico. En el Adenoma o Nódulo Tóxico se emplean dosis de radioyodo entre 10 y 25 milicurios, que son más altas que las que se usan en el tratamiento el Hipertiroidismo Difusa. Se decía que las células del Adenoma Tóxico eran menos radiosensibles. No es así, en el Hipertiroidismo difuso la inmensa mayoría del volumen del tiroides corresponde a sangre, mientras que en el Nódulo Tóxico todo son células, no pueden expandirse por la presencia de la cápsula que las envuelve. Para destruir más células hace falta más radioyodo. En la decisión de Radioyodo vs. Cirugía se toman en cuenta situaciones muy tóxicas con cardiopatía severa, fibrilación auricular, insuficiencia cardiaca, etc. donde una dosis elevada de radioyodo puede desencadenar una crisis tirotóxica. Corresponde al clínico, analizar caso por caso. No podemos definir normas generales, cada caso tiene que ser valorado en todos sus detalles.

5.7.2. Tratamiento quirúrgico

El tratamiento quirúrgico debe de ser lo más conservador posible, ya que, si se extirpa selectivamente el nódulo tóxico, conservando el resto del parénquima tiroideo, el paciente puede probablemente mantener su equilibrio funcional sin medicación hormonal complementaria. Hay un factor tranquilizante, los nódulos calientes no se malignizan. En el tratamiento quirúrgico en los casos muy tóxicos también hay que preparar previamente al paciente, ya que es probable que se presenten una crisis tirotóxica.

En el análisis de la enfermedad nodular tiroidea son muy importantes los antecedentes familiares de cáncer tiroideo, edad inferior a 20 años o superior a 65 y antecedentes de irradiación cervical en la infancia o adolescencia. Hay alta sospecha de malignidad cuando hay un nódulo único o dominante o mayor de 1 cm de diámetro, aparición reciente, crecimiento rápido, consistencia pétrea, adenopatías cervicales, compresión, invasión de otras estructuras cervicales, metástasis a distancia, nódulo frío detectado por gammagrafía, nódulo sólido o mixto diagnosticado por ecografía, reaparición de un quiste tras PAAF y/o crecimiento a pesar del tratamiento con levotiroxina. El cáncer de tiroides tiene una incidencia de 9 por cada 100 000 habitantes. Predomina en el femenino y se incrementa con la edad a partir de los 50 años. Estudios recientes apuntan a que el riesgo de carcinoma no aumenta en los pacientes que han recibido yodo-131 para el diagnóstico o tratamiento de las enfermedades tiroideas. Las concentraciones elevadas de la TSH influyen en el desarrollo de algunos carcinomas hallados en los bocios dishormogénicos. Cuando la ingesta de yodo es baja, existe un aumento relativo del porcentaje de carcinomas foliculares y anaplásicos, y una disminución del carcinoma papilar. Respecto a los oncogenes y genes supresores tumorales, se estima que 5 % de los carcinomas papilares y algunos foliculares pueden tener un componente hereditario. (Dorimain, 2013)

5.8. Evaluación de los nódulos

Los nódulos sospechosos deben evaluarse mediante PAAF.

Evidencia clínica	Bajo índice de sospecha	Alto índice de sospecha
Historia	Historia familiar de bocio, residencia en zona de bocio	Radiación terapéutica previa de cabeza, cuello o tórax, disfonía
Características físicas	Mujeres de edad avanzada, nódulo suave, bocio multinodular	Adultos jóvenes, varones; nódulos solitarios, firme; parálisis de cuerdas vocales; crecimiento de ganglios linfáticos; lesiones metastásicas distantes
Laboratorio	Anticuerpos antitiroideos altos; hipotiroidismo; hipertiroidismo	
PAAF	Nódulo o adenoma coloide	Carcinoma papilar, neoplasia folicular, carcinoma medular o anaplásico
Gammagrafía	Nódulo caliente Lesión quística Calcificación como cáscara	Nódulo *frío* Lesión sólida Calcificación punteada
Tratamiento con tiroxina	Regresión después de 0.05 a 0.1 mg./día por seis meses o más	Aumento del tamaño

Capítulo 6

Hipotiroidismo clínico

6. Hipotiroidismo clínico

Los métodos diagnósticos actuales han permitido evidenciar que la frecuencia del hipotiroidismo del adulto podría ser del 8% de la población adulta. El Hipotiroidismo Subclínico y Clínico se corrige fácilmente con hormonoterapia. Además, debemos aclarar que *una persona con Hipotiroidismo bien compensado es una persona absolutamente normal*.

6.1. Causas

Podríamos decir que detrás de todo Hipotiroidismo hay una Tiroiditis Inmunitaria, excepto que sea congénito o inducido por causas externas.

Aunque en el Ecuador se controló el bocio endémico yodando la sal de mesa, la contaminación del agua potable y el agua de riego con alógenos que le compiten al yodo su participación en la trampa de yodo; por tal razón, esta investigación ha permitido describir las expresiones fisiopatológicas del hipotiroidismo subclínico diferenciadas por edad, clase social, territorio, género, y procesos de exposición/vulnerabilidad en estos escolares según los modos y estilos de vida de los entornos específicos en que viven y se desarrollan. El desorden y la fragmentación del Sistema de Salud mantiene impávidos a los gobernantes sin que se implementen políticas adecuadas y nuestros niños y niñas siguen, sin remedio, deteriorándose con consecuencias irreversibles en su desarrollo físico e intelectual. Debemos reconocer, también, cierto tipo de enfermedades crónicas y no solo tropicales como enfermedades negligenciadas. (Garcia-Escovar CA, García-Endara RD. 2020)

6.1.1. Atireosis y ectopia

La Atireosis (sin tiroides) es la falta absoluta de la tiroides. La tiroides ectópica es la tiroides en la fase embrionaria no emigre en absoluto y se queden en la base de la lengua (tiroides lingual) o se detengan en cualquier punto de su emigración desde la base de la lengua hasta su situación normal. En la ausencia completa de la tiroides es muy grave y debe corregirse en los primeros días después del nacimiento. El desarrollo del feto fue normal gracias al paso por la placenta de hormonas tiroideas de la madre. Después del parto se agotan las hormonas tiroideas y se presenta un síndrome agudo de deficiencia de hormonas tiroideas con un consecuente deterioro del desarrollo cerebral irreversible. Con la Tiroides Ectópica, el parénquima tiroideo y la producción de hormonas tiroideas generalmente son suficientes para que el niño se desarrolle normalmente.

6.1.2. Hipotiroidismo por causas externas

6.1.2.1. Por Extirpación Quirúrgica parcial o total Tiroides

Si se extirpa una parte importante del tiroides, aunque la glándula tiene una cierta capacidad de compensación aumentando su tamaño, puede producirse un Hipotiroidismo. La situación es crítica cuando la extirpación es total.

6.1.2.2. Por Tratamiento Previo con I-131

En este caso la explicación no es muy clara. Si damos una dosis muy alta de Radioyodo es evidente que por la destrucción masiva de las células tiroideas se produzca Hipotiroidismo. Sin embargo, aunque los Médicos Nucleares ajustan la dosis a la cantidad que estimen suficiente para compensar la Hiperfunción, pero de todas maneras aun con dosis prudentes, se pone en marcha una reacción Inmunitaria, por lo cual el Hipotiroidismo Secundario no es inducido por el I-131 sino por los Anticuerpos que se producen en la irradiación de la glándula.

6.1.2.3. Hipotiroidismo Iatrogénico

La utilización inadecuada de medicación antitiroidea, como Carbimazol, en pacientes hipertiroideos, puede ocasionar un *Hipotiroidismo Iatrogénico o inducido por la medicación*. El Tratamiento es Suprimir el Carbimazol.

La Amiodarona que usa en las Arritmias, el Litio como antidepresivo y algunos otros ocasionan mal funcionamiento de la trampa de yodo y pueden inducir un Hipotiroidismo que obliga a suspender la medicación o a tratar al paciente L-Tiroxina.

6.1.2.4. Hipotiroidismo por ingesta baja en yodo

Cuando el yodo en la tierra y en el agua es bajo, los alimentos cultivados y el pasto de esas zonas es también bajo en yodo y si los habitantes consumen solo esos alimentos y ganado pobre en yodo desarrollan Hipotiroidismo.

6.1.3. Hipotiroidismo en la enfermedad tiroidea inmunitaria

La Tiroiditis Inmunitaria, Enfermedad Tiroidea Inmunitaria o Tiroiditis de Hashimoto, es la causa más frecuente de Hipotiroidismo. En la Tiroiditis Inmunitaria, le presencia de Anticuerpos Antitiroideos Antiperoxidasa (Anti-TPO), impide la utilización del yodo para la síntesis de las hormonas tiroideas lo cual produce Hipotiroidismo progresivo que va desde el Subclínico hasta Hipotiroidismo severo de larga evolución. Cuando en el organismo entra un *cuerpo extraño* a través de un proceso bastante complejo pero muy bien conocido, se producen *anticuerpos* que atacan o bloquean al elemento agresor, *reacción antígeno-anticuerpo*.

La Tiroglobulina está dentro de los folículos tiroideos, y es la gran molécula a partir de la cual por fraccionamiento se forman la T4 y T3. La tiroglobulina no circula en sangre, en su forma pura es un producto extraño para el organismo. Si por cualquier causa se rompen esos folículos y la Tiroglobulina y otros compuestos yodados pasan a la sangre, la fábrica de anticuerpos se activa y se produce la reacción antígeno-anticuerpo. En ese proceso se *rompen* algunas células tiroideas y pasa más tiroglobulina a sangre y se forman más anticuerpos, que agravan la lesión con mayor paso de antígeno (tiroglobulina) a sangre, mayor formación de anticuerpos y más agresión. Es una reacción en cadena, que se automantiene y se perpetúa en un conflicto que dura años y cuyo final es casi siempre la destrucción de la tiroides.

Hay dos tipos de Anticuerpos: Antitiroglobulina y Antimicrosomiales o Antiperoxidasa (Anti-TPO). Los Anticuerpos Antiperoxidasa (TPO) atacan a la tiroides anulando la enzima peroxidasa la cual permite oxidación del yodo convirtiéndolo de yodo atómico a yodo iónico activo que al incorporarlo a la molécula de tirosina la transforma en una molécula de tiroxina (T4) y de triyodotironina (T3). El organismo puede estar inundado de yodo molecular y la célula tiroidea está hambrienta de yodo atómico. Una vez que se agota la tiroglobulina guardada el organismo no puede obtener T4 y T3 y se eleva la TSH, con todo esto ya tenemos un hipotiroidismo en cierne. Por otra parte, la acción de los anticuerpos antitiroideos es una autoagresión donde hay una reacción inflamatoria que deja secuelas, cicatrices, fibrosis.

6.2. Diagnóstico clínico

El paciente y hasta el médico general pasan mucho tiempo atribuyendo los síntomas a otras causas. Los principales síntomas son: aumento de peso y cansancio. En el Hipotiroidismo todas las funciones orgánicas son más lentas. Anteriormente el Hipotiroidismo se diagnosticaba valorando el *"Metabolismo Basal"*, que se lo hacía valorando el consumo de oxígeno en relación con el peso, talla y superficie corporal.

En el Hipotiroidismo el consumo de oxígeno es bajo. Clínicamente encontramos cansancio, que se produce por problemas metabólicos del músculo, también hay aumento de peso, piel seca y descamativa, caída de pelo, perdida de las cejas en su parte externa, abotargamiento de la cara, color pajizo de la piel, voz opaca y hasta disfonía por infiltración edematosa de las cuerdas vocales, sueño, sensibilidad al frío, bradicardia, anemia, pérdida de memoria. Todo función orgánica esta disminuida. El colesterol esta aumentado por disfunción metabólica. A largo plazo hay un aumento de tamaño del corazón. Aunque la sintomatología es muy contundente, pero lenta en su desarrollo puede pasar desapercibida para el paciente y su familia inclusive para el médico general. En la infancia el hipotiroidismo puede manifestarse como retardo de crecimiento y talla baja, retraso puberal y bajo rendimiento intelectual. En el laboratorio encontramos colesterol LDL elevado, anemia microcítica hipocrómica, hiperprolactinemia y algunos casos de hiponatremia de tipo dilucional. También podemos encontrar trastornos electrocardiográficos como aplanamiento de la onda T, bajo voltaje generalizado, bradicardia, desviación del eje, aumento del intervalo P-R y ensanchamiento de los complejos QRS. Debemos tener presente que la enfermedad tiroidea autoinmune puede asociarse con otras alteraciones inmunológicas endocrinas como la diabetes mellitus tipo 1, la adrenalitis autoinmune, menopausia precoz por ooforitis autoinmune y no endocrinas como el Lupus Eritematoso Sistémico, la Artritis Reumatoidea, el Síndrome de Sjögren, Anemia Perniciosa, etc. La clínica nos orienta en el diagnóstico; sin embargo, el diagnóstico definitivo se hace con exámenes complementarios.

Esta pandemia por el COVID-19 demostró que la fragmentación del Sistema de Salud incapacita a los prestadores de servicios de atención médica para cumplir eficientemente con su misión. La muestra de usuarios del servicio de salud fue de 1042 de estos el 47% tenían alguna enfermedad crónica no transmisible, lo cual significa que estos tienen mayor posibilidad de complicarse si se contagian con el COVID-19, esta muestra tampoco reflejó por medio de exámenes complementarios las sospechas de alguna enfermedad tiroidea. (Garcia-Escovar CA, 2020)

6.3. Diagnóstico instrumental

Cuando los niveles de hormonas tiroideas (T4, T3 y T4-Libre) están por debajo de la normalidad y la TSH es > 5.0 uU/ml. el diagnóstico está muy claro. Pero en los casos límite requerimos otros medios diagnósticos de apoyo.

6.3.1. Laboratorio

El nivel de TSH es clave para el diagnóstico y sobre todo para iniciar el tratamiento. Se considera como valor normal de la TSH normal hasta 4.5 uU/ml. Sin embargo, una TSH mayor de 3.0 es indicativa de Hipotiroidismo Subclínico y probablemente tengamos que establecer el límite en 2.0 uU/ml. La TSH en sangre es muy importante en el diagnóstico del hipotiroidismo, sin embargo, no debemos olvidar que es solo un dato de laboratorio, en los casos límites de Hipotiroidismo Subclínico es el criterio médico el que debe de decidir el momento de comenzar el tratamiento. En un estudio de relación entre enfermedades crónicas y el COVID-19 evidenció que no se realizan screening sobre patología tiroidea y aparecieron en la muestra de 341 sujetos solamente pacientes con enfermedades crónica como obesidad, HTA, diabetes y síndrome metabólico con una $p < 0.05$. (Garcia-Escovar CA, García-Endara RD. 2020)

6.3.2. Gammagrafía

Es importante para localizar a la glándula tiroides cuando es ectópica o hay agenesia. En el hipotiroidismo del adulto tiene un valor relativo solo complementa el estudio ya que por sí sola no indica mucho. En la deficiencia de yodo, en las anomalías en la organificación del yodo y en el Hipotiroidismo Subclínico por Tiroiditis Inmunitaria la gammagrafía generalmente es normal.

6.3.3. Ecografía convencional

Es un examen diagnóstico extraordinario para definir la causa del Hipotiroidismo. A continuación, analizamos los aportes de la ecografía:

6.3.3.1. Modificaciones del tamaño de la glándula

A menos que haya fibrosis intersticial el tamaño de la glándula no afecta a su función.

6.3.3.2. Modificaciones de la estructura íntima

Cuando la Tiroiditis Inmunitaria está muy evolucionada puede evidenciarse una fibrosis muy pronunciada que hace que hasta no se vea la glándula.

6.3.3.3. Modificaciones de la ecogenicidad

En la Tiroiditis Inmunitaria se puede observar una ecogenicidad baja *(tiroides negro)*, esta baja ecogenicidad es debida al aumento de vascularización de la glándula ocasionada por el estímulo de la TSH. Al igual que los quistes que son líquidos se ven negros, la sangre en la glándula, también. El dato es muy importante ya que esta situación nos indica que la tiroides tiene problemas aun con valores límite de TSH.

6.3.4. Ecografía doppler color

Con la Ecografía-Doppler Color podemos estudiar la vascularización y el flujo sanguíneo de la glándula y es de esta manera que podemos demostrar que el *tiroides negro* que encontramos en las Tiroiditis Inmunitarias corresponde a una tiroides con aumento de la vascularización y que se encuentra con cualquier nivel de incremento de la TSH, con excepción en una fibrosis muy pronunciada. El aumento de vascularización sería la expresión real de que la TSH ha alcanzado un nivel que estimula a la glándula y nos permite tomar decisiones cuando el valor de la TSH es dudoso para diagnosticar una insuficiencia funcional.

6.4. Tratamiento

6.4.1. Hipotiroidismo clínico

Hecho el diagnóstico de hipotiroidismo primario se inicia el tratamiento con L-tiroxina hasta lograr niveles adecuados de TSH. En ciertas circunstancias sólo con dosis suprafisiológicas de tiroxina se logra eutiroidismo en todos los tejidos y al adicionar liotironina en pequeñas dosis con dosis más bajas de L-tiroxina, se pueden obtener los mismos resultados. Por lo tanto, debemos estudiar en qué casos se puede adicionar T3 a la terapéutica. En paciente con enfermedad coronaria se debe iniciar el tratamiento con dosis tan bajas como 25 mcg/día e ir aumentando la dosis cada 15 días en 25 mcg. hasta lograr el eutiroidismo clínico para evitar la exacerbación de la isquemia miocárdica al aumentar el consumo de oxígeno de los tejidos que están en fase de corrección del hipotiroidismo. En los niños las dosis promedio son mayores que en los adultos. Mientras que en los adultos corresponde a 1,5 mcg/Kg/día, en los niños la dosis esta entre 2 y 5 mcg/kg/día y en recién nacidos y lactantes menores se utilizan dosis que van desde 10 hasta 15 mcg/kg/día. En mujeres embarazadas con terapia de reemplazo hormonal, es preciso mantener un control muy estrecho de la TSH y aumentar la dosis por los motivos que se explican en las separatas de Tiroides y Embarazo, e Hipotiroidismo y Embarazo. Los pacientes con hipotiroidismo posquirúrgico por cáncer de tiroides bien diferenciado (carcinoma papilar y folicular) deben de mantenerse en el límite de la frenación, es decir, con un rango de TSH próximo a 0.1 uU/ml.

Los pacientes con hipotiroidismo posquirúrgico secundario a la extirpación de lesiones benignas de tipo multinodular, en los que se ha conservado parte del parénquima deben de mantenerse también con una TSH entre 0.2 y 1.5 para mantener el tiroides en reposo y evitar la aparición de nuevos nódulos. Los controles de TSH, T4 y T4L se deben realizar cada tres o seis meses, también realizamos una ecografía anual que podríamos hacerlo con un eco-doppler color para valorar la vascularización de la glándula. Aunque esta última es opcional, pues con la ecografía convencional es suficiente. Puede haber algún caso excepcional con problemas de la conversión de la T4 en T3 en que habría que asociar T3. La T3 es de muy difícil manejo por su gran actividad y breve vida biológica.

Capítulo 7

Hipotiroidismo subclínico

7. Hipotiroidismo subclínico

Un 8% de las mujeres a partir de los 45 años podrían tener alteraciones que precisan tratamiento. Por tal razón es muy importante definir con precisión lo que se entiende por Hipotiroidismo Subclínico.

7.1. Definición

El diagnóstico de Hipotiroidismo Subclínico se fundamenta en que hay circunstancias en que la TSH se encuentra elevada, sin que las hormonas tiroideas, T4, T3 y T4-Libre lo estén, independientemente de que haya o no haya manifestaciones clínicas indicadas por el paciente.

7.1.1. Definición de hipotiroidismo

	TSH	TIROXINA	SÍNTOMAS
Hipotiroidismo Subclínico	Aumentada	Normal	Variables*
Grado I	3.0 – 10.0	Normal	
Grado II	10.0 – 20.0	Normal	
Grado III	> 20.0	Normal	
Hipotiroidismo Clínico	Aumentada	Baja	Generalmente Si**

* En el Hipotiroidismo Subclínico los síntomas no siempre son concordantes con el aumento de la TSH.
** Generalmente hay sintomatología, sin embargo, el que solo esté disminuida la Tiroxina implica el diagnóstico de Hipotiroidismo Clínico.

7.2. Diagnóstico

Las siguientes consideraciones justifican la detección precoz y tratamiento del Hipotiroidismo Subclínico.

1. Aproximadamente el 8 % de las mujeres a partir de los 40 años padecen Hipotiroidismo Subclínico.

2. Con la TSH por encima de 2.0 uU/ml. el riesgo de que se presente un Hipotiroidismo Clínico severo es sensiblemente más alto que en las personas con un nivel de TSH por debajo de esta cifra.

3. La presencia de una tasa elevada de Anticuerpos Antitiroideos Antimicrosomiales (Anti-Tiroperoxidasa o anti-TPO) puede considerarse igualmente como un aviso de que con el tiempo puede producirse una Insuficiencia Funcional Tiroidea.

4. Cuando se asocian los dos factores, TSH > 2.0 y Anticuerpos Anti-TPO elevados puede afirmarse casi con certeza que la situación va a evolucionar hacia un Hipotiroidismo Clínico.

5. Los hallazgos de los trastornos anteriores son más frecuentes en mujeres mayores de 40 años con síntomas poco específicos: cansancio, tendencia a la obesidad, ligera elevación de los niveles de colesterol, etc.

6. Se puede conseguir la mejoría de algunos síntomas con el tratamiento de L-tiroxina en algunos pacientes con hipotiroidismo subclínico. Además, mejora el perfil de los lípidos.

7. El tratamiento con L-tiroxina manejado adecuadamente logra una concentración de TSH normal sin ningún efecto adverso.

7.2.1. Diagnóstico del hipotiroidismo subclínico

El médico tiene que buscar el diagnóstico de hipotiroidismo subclínico. Esto significa que hay que investigar con exámenes de rutina en grupos especiales. Weetman sugiere las siguientes indicaciones en los grupos en los que se considera que la incidencia de esta alteración es más frecuente.

Obligatorio

- Hipotiroidismo Congénito en Tratamiento
- Hipertiroidismo que ha sido tratado en cualquier forma
- Antecedentes de irradiación del cuello
- Cirugía o irradiación de la hipófisis
- Pacientes que toman Amiodarona o Litio

Conveniente

- Diabetes Tipo I Antepartum
- Episodio previo de tiroiditis postpartum
- Infertilidad sin causa justificada
- Mujeres mayores de 40 años con molestias inespecíficas
- Depresión refractaria de tipo bipolar
- Síndrome de Turner y Síndrome de Down

Dudoso

- Demencia
- Pacientes con historia familiar de tiroiditis inmunitaria
- Embarazo (como control de tiroiditis postpartum)
- Obesidad y Edema Idiopático

7.3. Tratamiento del hipotiroidismo subclínico

Es importante diagnosticar un Hipotiroidismo Subclínico ya que su tratamiento beneficia al paciente. No produce ningún efecto secundario si el médico controla la situación y no permite que haya sobredosificación de L-Tiroxina. En cada caso el médico debe de decidir cómo y cuándo realizar el tratamiento o si no debe de realizarlo, sin embargo, la presencia de Anticuerpos Antimicrosomiales (Anti-TPO) influye decisoriamente en la toma de decisiones.

Algoritmo para el tratamiento del Hipotiroidismo Subclínico

TSH > 2.0 CON HORMONAS TIRÓIDEAS NORMALES	TRATAMIENTO
Anticuerpos Anti-TPO Elevados	L-Tiroxina
Anticuerpos Anti-TPO Normales + TSH >10.0 uU/ml	L-Tiroxina
TSH >2.0 y <10.0 uU/ml (Sin Síntomas)	Mantener controles
TSH >2.0 y <10.0 uU/ml (Con Síntomas)	L-Tiroxina

Control clínico a los 6 meses del tratamiento. Si no hay mejoría se suspende el tratamiento y se mantienen los controles. Si hay mejoría se continúa el tratamiento.

Capítulo 8

**Hipotiroidismo infantil,
juvenil y puberal**

8. Hipotiroidismo infantil, juvenil y puberal. Congénito y adquirido

8.1. Diagnóstico precoz en el niño

El hipotiroidismo congénito se lo debe diagnosticar en los primeros días que siguen al nacimiento. Después de la primera semana, cada día que se pierde es irremediable. No vale ninguna excusa. Y aunque solo 4 de cada mil niños tienen hipotiroidismo congénito nada justifica no hacer de rutina una TSH. Si el diagnóstico tarda más de dos meses deterioro cerebral es irreversible. El diagnóstico de un pequeño bocio en un niño pequeño lo hace generalmente el pediatra. Sin embargo, el hipotiroidismo adquirido, es decir, no congénito, es muy poco frecuente. El signo más llamativo es el retraso del crecimiento.

8.2. Diagnóstico precoz en la 2ª infancia y pubertad

En todos los países hay zonas con poco yodo y la repuesta es el aumento de la TSH, la tiroides trabaja más y se produce un bocio lo cual puede comenzar a partir de los 5 años. En nuestro país hay zonas en las que más del 30% de los niños en edad escolar tienen el tiroides algo aumentado. Un Bocio infantil, juvenil o puberal puede ser el primer aviso de que el aporte alimentario de yodo es deficitario o que la glándula tiene problemas en la síntesis de hormonas. Un Bocio en un niño o adolescente es el inicio de problemas tiroideos los cuales se pueden evitar con el diagnóstico precoz. El diagnóstico clínico es sencillo, la técnica de palpación es como sigue: nos colocamos detrás del niño, con el dedo índice y medio de la mano derecha exploramos el lóbulo izquierdo y con la mano izquierda exploramos el lóbulo derecho. Los síntomas iniciales del hipotiroidismo o hipertiroidismo son iguales en el niño que en adulto.

Capítulo 9

Hipertiroidismo o tirotoxicosis

9. Hipertiroidismo o tirotoxicosis

La Tirotoxicosis está definida por síntomas y signos que se producen como consecuencia de la elevación exagerada en la sangre de T3 y T4 (Hipertiroidismo). Las causas son muy variadas y sus denominaciones también: Enfermedad de Graves, Bocio multinodular tóxico, Adenomas Tóxicos, Tiroiditis Subaguda, Enfermedad de Jodbasedow, Tirotoxicosis Ficticia, Estroma ovárico, Tumor Hipofisario, Tiroiditis de Hashimoto, Embarazo, Tumores Trofoblásticos, Carcinoma Tiróideo, Tirotoxicosis Inducida por Amiodarona.

9.1. Enfermedad de Graves o de Basedow (Europa)

La enfermedad de Graves es de origen autoinmune y es la causa más común de tirotoxicosis. Generalmente la glándula aumenta de tamaño y produce exageradamente hormonas.

9.1.1. Frecuencia y patogenia

Es más frecuente en mujeres (8/1), se presenta más frecuentemente entre los 20 y 40 años. En el hipertiroidismo de la enfermedad de Graves es una patología autoinmune en la que se forman anticuerpos que se fijan a los receptores de TSH en las membranas de las células tiroideas y estimulan la glándula a funcionar exageradamente, estos anticuerpos se encuentran en el plasma en más del 80% de los pacientes con enfermedad de Graves. Los anticuerpos antinucleares (ANA) siempre están presentes y los antitiroideos (AAT) están elevados en la mayoría de los pacientes. Además, estudios de histocompatibilidad han demostrado una asociación con el grupo HLA-B8 y HLA-DR3. La oftalmopatía de Graves se presenta en el 20 a 40% de los pacientes; sin embargo, está ausente en otras patologías causantes de hipertiroidismo. Más frecuentemente hay quemosis, conjuntivitis y proptosis leve. Hasta en el 10% puede haber infiltración linfocítica intensa de los músculos oculares que es lo que produce la exoftalmia, el atrapamiento de los músculos extraoculares puede producir diplopía, adicionalmente; los casos más graves pueden comprimir el nervio óptico. También puede estar presente resequedad corneal con cierre inadecuado de párpados, las alteraciones oculares pueden ser asimétricas o unilaterales. Hay paciente clínicamente eutiroideos que presentan enfermedad ocular grave. Es muy frecuente la coexistencia de *miastenia grave ocular* y puede ser la causa de diplopía. Las concentraciones de anticuerpos del receptor de acetilcolinesterasa (AchRAb) están aumentadas en tan sólo 36% de estos pacientes, y el timoma está presente en 9%. El Mixedema pretibial está presente en el 3% de los pacientes con Enfermedad de Graves. La acumulación de glucosaminoglicanos y la infiltración linfoide se presenta en la piel afectada, que se vuelve eritematosa, y de textura engrosada y rugosa. La acropaquía tiroidea es poco frecuente en la Enfermedad de Graves, hay hipocratismo digital, inflamación de dedos de manos y pies, reacción perióstica de los huesos de las extremidades. Además, se asocia a oftalmopatía y dermopatía tiroideas. La acropaquía tiroidea evidencia la gravedad de la autoinmunidad; sin embargo, aunque en la mayoría de estos pacientes están muy elevadas las inmunoglobulinas estimulantes del tiroides no se producen molestias clínicas. La mayoría de estos pacientes son fumadores.

9.1.2. Diagnóstico clínico

El bocio es típico en la enfermedad de Graves. Los pacientes se pueden quejar de nerviosismo, inquietud, intolerancia al calor, aumento de la sudoración, fatiga, debilidad, calambres musculares, movimientos intestinales frecuentes, cambios de peso (generalmente pérdida), palpitaciones, angina de pecho, irregularidades menstruales. También puede haber oftalmopatía infiltrativa (exoftalmia de Graves), dermopatía infiltrativa (mixedema pretibial). Al examen físico podemos encontrar: mirada fija, caída del parpado, taquicardia, fibrilación auricular, temblores finos de los dedos en reposo, piel húmeda caliente, hiperreflexia, pelo fino, onicólisis y rara vez insuficiencia cardiaca. En los pacientes crónicos, también osteoporosis, dedos en palillo de tambor, hinchazón de los dedos y en el bocio se puede escuchar, frecuentemente, un ruido. En las pacientes con Enfermedad de Graves tienen mayor probabilidad de asociar otras patologías como: Enfermedad de Addison, Alopecia Areata, Enfermedad Celíaca, Diabetes mellitus tipo 1, Miastenia Grave, Parálisis Periódica Hipopotasemia, Anemia Perniciosa.

9.1.3. Diagnóstico instrumental

9.1.3.1. Laboratorio

T3, T4, T4L y captación de resina tiroidea están aumentas en la sangre. En algunos pacientes la T4 puede estar normal, pero T3 está aumentada. Si la TSH sensible está deprimida es el mejor DIAGNÓSTICO de tirotoxicosis. Rara vez está disminuida la tirotropina como consecuencia de función inadecuada de la Hipófisis.

También puede haber aumento del calcio y fosfatasa alcalina, anemia y disminución de granulocitos. Los TSH-RAb (stim) en el 75% de los pacientes están elevados. Sin embargo, los TSH-RAb de segunda generación con TSH-R recombinante humano son más sensibles para la Enfermedad de Graves. Los anticuerpos antitiroglobulina o Antimicrosomiales también pueden elevarse, pero no son específicos. La elevación de los ANA y los anticuerpos contra el doble filamento de DNA del suero son válidos para el diagnóstico si no existe ninguna evidencia de lupus eritematoso u otra enfermedad vascular colágena.

9.1.3.2. Gammagrafía

En la Enfermedad de Graves hay una alta captación de yodo radiactivo, pero también se presenta en otras patologías.

9.1.3.3. Otras Imágenes

La IRM es de elección para el análisis las órbitas y de los músculos extraoculares en la Oftalmopatía de Graves. También valen el TC y la ecografía. Estos estudios son necesarios en los casos graves o en la exoftalmia eutiroidea en la que hay diagnóstico diferencial con tumores orbitarios u otras patologías.

9.1.4. Diagnóstico diferencial

El hipertiroidismo entra en el diagnóstico diferencial con neurosis de ansiedad o manía, trastornos psiquiátricos agudos (30% presentan hipertiroxinemia sin tirotoxicosis, no se deprime la TSH y la T4 se normaliza poco a poco). Los tumores de hipófisis, que son raros, producen tirotoxicosis con la TSH elevada. También entran en el diagnóstico diferencial la anemia grave, leucemia, policitemia y cáncer. El hipermetabolismo y feocromocitoma presentan confusión en el diagnóstico por la sintomatología compartida como: taquicardia, pérdida de peso y diaforesis profusos. La acromegalia también puede ocasionar taquicardia, sudoración y crecimiento de la tiroides. El laboratorio define claramente estas patologías. Las cardiopatías refractarias al tratamiento sugieren descartar hipertiroidismo subclínico. La oftalmoplejía puede corresponder a la miastenia grave y exoftalmia a un tumor orbitario o a un pseudotumor. La tirotoxicosis entra en el diagnóstico diferencial de debilidad muscular y osteoporosis.

9.1.5. Complicaciones

Las complicaciones cuentan con: fibrilación auricular de difícil manejo, hipopotasemia con episodios de parálisis periódica por ejercicio o gran ingesta de carbohidratos, hipercalcemia, osteoporosis y nefrocalcinosis. En varones disminución de la libido, impotencia, reducción en la cuenta de espermatozoides y ginecomastia. En el hipertiroidismo subclínico los pacientes están sin síntomas sin tratamiento, ni siquiera hay perdida ósea acelerada.

9.1.6. Tratamiento

El tratamiento de la Enfermedad de Graves es tan variado, como la variedad de órganos y aparatos se involucren y se afecten con la tirotoxicosis.

A. Propanolol: Controla eficazmente la taquicardia, temblores, diaforesis y ansiedad. Se lo utiliza en la tormenta tiroidea y en la parálisis periódica. No actúa sobre la producción de hormonas tiroideas. Se inicia con 10 mg. PO y se pueden incrementar la dosis hasta 80 mg. cuatro veces al día (QID). Es mejor la presentación es Propanolol LA (larga duración) se usa cada 12 horas (DID) al inicio, luego dosis diarias (presentaciones de 60, 80, 120 y 160 mg.).

B. Derivados de la tiourea: Se utilizan en tirotoxicosis leve, bocios pequeños o no aceptación de radioyodo, también se usan como preparación para tratamiento quirúrgico o radioactivo. Se pueden administrar crónicamente y no producen hipotiroidismo postratamiento. Sin embargo, la recidiva está por el 50%. Los pacientes que mantienen elevados los AAT solo tienen una recurrencia del 10%. La agranulocitosis es una complicación poco común, pero grave del tratamiento con tioureas. Si algún paciente presenta faringitis o enfermedad febril deben suspender el medicamento y verificar un nuevo recuento de leucocitos.

1. Metimazol: Se requiere dosis menos frecuentes, tiene menor riesgo de necrosis hepática fulminante y menos posibilidad de producir falla del tratamiento con [131]I. Las complicaciones son raras (enfermedad del suero, ictericia colestática, pérdida del sentido del gusto, alopecia, síndrome nefrótico e hipoglucemia). La dosis inicial es de 30 a 60 mg. PO dividida en dos dosis diarias para reducir las molestias gastrointestinales. Se disminuye la dosis con la desaparición de los síntomas del hipertiroidismo y se normaliza la T4 libre. Se suspende cuatro días antes del tratamiento con [131]I

para en la enfermedad de Graves y se reinicia en dosis menores tres días después del tratamiento con ^{131}I para evitar la recurrencia. Si el paciente se encuentra eutiroideo, se suspende el metimazol cuatro semanas después del tratamiento con [131]I.

2. Propiltiuracilo: Es el fármaco de elección durante la lactancia o el embarazo. Las complicaciones son raras (artritis, lupus eritematoso, anemia aplásica, trombocitopenia e hipoprotrombinemia, hepatitis aguda y se trata con prednisona, puede evolucionar a insuficiencia hepática). La dosis inicial es de 300 a 600 mg. PO dividida en cuatro dosis diarias. La dosis y la frecuencia reducen al desaparecer los síntomas de hipertiroidismo y normalizarse la T4 libre. Durante el embarazo, la dosis máxima es de 200 mg/día con el propósito de evitar hipotiroidismo bociógeno en el lactante.

C. Agentes de contraste yodados: Son tratamiento eficaz de la tirotoxicosis por cualquier causa. El ácido iopanoico (Telepaque) o el ipodato sódico (Bilivist, Oragrafin) se da 500 mg. PO dos veces al día por tres días, luego 500 mg. una vez al día. Inhiben periféricamente a la 5' monodiyodinación de la T4, convirtiéndola en triyodotironina activa, T3. En 24 horas la T3 disminuye en un 62%. En los pacientes con Enfermedad de Graves, se administra primero, metimazol para bloquear la organificación del yodo y al día siguiente se agrega ipodato de sodio o ácido iopanoico. Son de primera elección en los pacientes con sobredosis de T4, tiroiditis subaguda, tirotoxicosis inducida por amiodarona, no toleran las tioureas y para los recién nacidos con tirotoxicosis a causa de enfermedad de Graves materna. Su efectividad comienza a desaparecer después de los ocho meses de tratamiento. Se debe suspender el fármaco siete días antes del tratamiento con ^{131}I ya que impediría la captación del yodo radioactivo.

D. Yodo radiactivo (^{131}I): El yodo radiactivo es un método efectivo para destruir tejido tiroideo hiperfuncional, no hay riesgo aparente de cáncer tiroideo, leucemia u otras neoplasias. *No se debe administrar yodo radiactivo durante el embarazo.* Se puede recibir ^{131}I durante el uso de propanolol. Se debe suspender el metimazol seis días antes del tratamiento con yodo radiactivo.

E. El tratamiento con ^{131}I nunca mejora la Oftalmopatía de Graves, sino que el 15% empeoró. Con metimazol, empeoró en 3% y mejoró en 2%. La prednisona administrada tres meses después del tratamiento con ^{131}I no empeoro la oftalmopatía, sino que mejoró en 67%.

F. Fumar incrementa el riesgo de reactivación de la oftalmopatía después del tratamiento con ^{131}I y reduce la eficacia del tratamiento con prednisona.

G. La T4 libre pueden descender dos meses después del inicio del tratamiento con ^{131}I, pero aumentan luego a valores tirotóxicos. Este fenómeno es generado por hormona tiroidea liberada de células tiroideas lesionadas y no indica un fracaso del tratamiento. De hecho, posteriormente la T4 libre disminuye en la sangre abruptamente a concentraciones hipotiroideas.

H. La incidencia de hipotiroidismo varios años después del tratamiento con ^{131}I es alta, aun cuando se administren dosis pequeñas. También se puede desarrollar hipotiroidismo frecuentemente años después del tratamiento quirúrgico o médico de la Enfermedad de Graves. El hipotiroidismo puede ser parte de la historia natural de esta patología. El seguimiento clínico y de laboratorio (T4L y TSH) es de por vida padecimiento.

I. Cirugía de tiroides: La cirugía de la tiroides para la enfermedad de Graves es poco frecuente ya que el tratamiento con yodo radiactivo es más aceptado. La cirugía es de elección en mujeres embarazadas en las que la tirotoxicosis no cede con dosis bajas de tioureas y para pacientes con bocios muy grandes donde exista una probabilidad importante de cáncer.

J. Preoperatoriamente se logra eutiroidismo con alguna tiourea o ipodato. Se da propanolol hasta que la T3 este normal. La vascularidad tiroidea se reduce con ipodato de sodio o ácido iopanoico 500 mg. dos veces al día por tres días o Lugol 2 o 3 gotas PO al día durante varios días. Si hay cirugía con tirotóxicidad se incrementan las dosis de propanolol durante la cirugía para evitar una tormenta tiroidea.

K. La morbilidad incluye daños del nervio laríngeo recurrente e hipoparatiroidismo, (<1%). Si la cirugía es practicada por un cirujano de cuello competente y experimentado. La cirugía tiroidea se debe realizar en un paciente hospitalizado, con un periodo de observación de cuando menos una noche.

9.2. Enfermedad de Jodbasedow

Es un hipertiroidismo inducido por yodo. Se puede presentar en pacientes con bocios multinodulares después de la ingestión de grandes cantidades de yodo en la dieta o en materiales de contraste radiográfico o fármacos (amiodarona).

9.3. Tirotoxicosis ficticia

Se debe a la ingestión de grandes cantidades hormona tiroidea exógena. Por ejemplo, el consumo de carne molida contaminada con glándula tiroidea bovina.

9.4. Estroma ovárico

El 3% de los tumores dermoides ováricos y teratomas tienen tejido tiroideo que puede secretar autónomamente hormona tiroidea a causa de un nódulo tóxico o en la Enfermedad de Graves o en el bocio multinodular tóxico.

9.5. Tumor hipofisario

La hipersecreción de TSH puede originarse en algún adenoma de la hipófisis, que es muy raro, y ser la causa de hipertiroidismo, en cuyo caso se una tirotoxicosis verdadera que se la conoce como *secreción neoplásica inapropiada de tirotropina*. La TSH está elevada o normal. No hay oftalmopatía y los AAT están normales.

El adenoma hipofisario se extirpa mediante cirugía transesfenoidal y los tumores más grandes requieren radioterapia. El tratamiento con alguno de los análogos de somatostatina (octreótido, lanreótido) también es efectivo.

El hipertiroidismo se trata propanolol y la hiperplasia hipofisaria se diagnostica con RM. Esta patología se produce por la disminución del efecto de retroalimentación de la T4 sobre la hipófisis. Las causas pueden ser la predisposición familiar o un hipotiroidismo prolongado sin tratamiento. El tratamiento definitivo es con radioyodo o cirugía de la tiroides.

9.6. Tumores trofoblásticos

Estos tipos de tumores generan concentraciones séricas muy altas de hCG que puede activar los receptores de TSH y provocar tirotoxicosis. Esto explica porque las mujeres embarazadas durante los primeros cuatro meses de gestación pueden generar tirotoxicosis.

Por último, los valores muy elevados de hCG que se producen en el embarazo molar, coriocarcinoma y neoplasias testiculares, también pueden producir tirotoxicosis.

9.7. Tirotoxicosis inducida por amiodarona

La amiodarona es una droga que se usa en el tratamiento de de las arritmias cardiacas, el 40 % de este medicamento es yodo y se fija en la tiroides, la grasa, corazón y músculo esquelético, su vida media es de 100 días y puede generar hipertiroidismo sintomático con T4 y T4 L elevadas y TSH suprimida. Cerca del 5% de los pacientes que son tratados con amiodarona pueden sufrir hipertiroidismo sintomático hasta 3 años después del inicio del tratamiento.

Hay dos mecanismos de tirotoxicosis por amiodarona. La de tipo I corresponde a la producción excesiva de tirosina, situación que puede producir un bocio multinodular tóxico o desencadenar un ataque inmunitario sobre la tiroiditis y ocasionar la Enfermedad de Graves, la de tipo II provoca una tiroiditis destructiva que libera la hormona tiroidea almacenada en las células lesionadas. En estos pacientes la captación tiroidea del radioyodo es muy baja y la concentración sérica de interleucina 6 es muy alta. El tratamiento es con prednisona y ácido iopanoico o ipodato de sodio, puede ser necesario el uso de propanolol.

9.8. Tormenta tiroidea

Es una complicación poco frecuente en la actualidad, se trata de una forma extrema de tirotoxicosis, la genera el estrés de la cirugía tiroidea o el radioyodo. La sintomatología es el delirio, taquicardia grave, vómito, diarrea, deshidratación y fiebre muy elevada. La mortalidad es alta. Se trata con derivados de la tiourea: propiltiouracilo, 150 a 250 mg. o metimazol 15 a 25 mg., ambos cada seis horas. Una hora después se administra solución de Lugol 10 gotas tres veces al día PO o yoduro de sodio, 1 g IV lentamente. El ipodato de sodio, 500 mg/día PO es útil una hora después de la primera dosis de tiourea. El propanolol se debe administrar con precaución cuando hay insuficiencia cardiaca, 0.5 a 2 mg. IV cada 4 horas o 20 a 120 mg. PO cada 6 horas. Hidrocortisona se administra 50 mg. cada seis horas que se suspende con la mejoría clínica. Nunca aspirina, ya que desplaza la T4 de la globulina fijadora de la tiroides [TBG) simulando valores clínicos de T4 L. El tratamiento definitivo con [131]I o cirugía se retrasa hasta que el paciente esté eutiroideo.

9.9. Datos que facilitan el diagnóstico de la enfermedad de graves

- Diaforesis, pérdida o aumento de peso, ansiedad, diarreas, intolerancia al calor, irritabilidad, fatiga, debilidad, irregularidad menstrual

- Taquicardia, piel caliente y húmeda, mirada fija, temblores

- Bocio con soplo

- Oftalmopatía

- Supresión de la TSH y aumento de T4, T4 libre e índice de T4 libre.

9.10. Pronóstico

La enfermedad de Graves puede desaparecer espontáneamente y generar hipotiroidismo, pero generalmente se agrava. Las complicaciones oculares, cardiacas y psicológicas son graves y se mantienen después del tratamiento.

La fibrilación auricular desaparece en el 56% de los casos en relación con la disminución de las hormonas tiroideas séricas. El hipoparatiroidismo permanente y la parálisis de las cuerdas vocales representan un riesgo de la tiroidectomía quirúrgica. En el tratamiento con tiourea las recurrencias son frecuentes, pero también se producen con el [131]I a dosis bajas o la tiroidectomía subtotal. Con el tratamiento adecuado y control el pronóstico es bueno. Las mujeres tienen un mayor riesgo, a largo plazo, de muerte por enfermedad de la tiroides, cardiopatía, accidente cerebrovascular y fractura del fémur.

El Hipertiroidismo subclínico es asintomático, pero tiene la TSH sérica baja y la T4 libre y T3 normales. No se presenta tirotoxicosis, pero tienen mayor riesgo de pérdida de hueso, por lo cual la densitometría ósea debe ser periódica.

Estos pacientes no requieren tratamiento, pero el control debe ser permanente para evitar que presenten fibrilación auricular o cualquiera otra manifestación de hipertiroidismo.

Capítulo 10

Tiroiditis

10. Tiroiditis

10.1. Tiroiditis subaguda o tiroiditis viral o tiroiditis de Quervain

Es una inflamación de la glándula tiroides causada por un virus, es subaguda. Las Tiroiditis bacterianas presentan un cuadro agudo y la Tiroiditis Inmunitaria es de desarrollo crónico. Se desarrolla en dos o tres días y sin causa aparente, más frecuentemente en mujeres jóvenes (15 - 30 años).

10.1.1. Diagnóstico clínico

Generalmente el diagnóstico lo hace el Otorrino, aunque el dolor es en la cara anterior del cuello, este se irradia a los oídos. Sin embargo, hay sintomatología que orientan al médico general que se trata de una enfermedad tiroidea: el paciente refiere tensión en la zona de la tiroides y casi siempre hay aumento del tamaño de la glándula. A la palpación en la zona de la tiroides hay dolor más o menos agudo. El paciente siente malestar general, menos de 38 grados centígrados de fiebre, la velocidad de eritrosedimentación esta aumentada. Los médicos generales cuando encuentran una fiebre sin causa aparente deben incluir en su diagnóstico diferencial la posibilidad de una tiroiditis subaguda.

10.1.2. Diagnóstico instrumental

10.1.2.1. Ecografía

La ecografía es inespecífica, solo permite medir las dimensiones de la tiroides, calcular su volumen en los procesos inflamatorios sólo nos informa si la tiroides esta normal o con aumento de vascularización.

10.1.2.2. Gammagrafía

La gammagrafía muestra ausencia de fijación del trazador (la glándula está inflamada y se altera la trampa del yodo). Este dato es clave para el diagnóstico y tiene mucha importancia.

10.1.2.3. Laboratorio

Las hormonas tiroideas se alteran según la fase de la enfermedad. En la fase aguda, hay una auténtica ruptura de las células tiroidea, T4 y T3 pasan a la sangre y pueden elevarse los niveles de estas hormonas en la sangre. La TSH es normal. Pero, como la captación de yodo es bloqueado y cuando se agoten las hormonas tiroideas, la TSH aumenta, pero como la glándula está convaleciente resulta una nueva injuria. Los Anticuerpos Antitiroideos están normales. Si se encuentran elevados es que la salida de la Tiroglobulina a la sangre al romperse las células tiroideas puso en marcha el mecanismo inmunitario y la situación podría evolucionar a una Tiroiditis Inmunitaria.

10.1.3. Evolución

La Tiroiditis Subaguda se cura siempre. Es un cuadro transitorio y la glándula acaba recuperándose hasta en 6 meses. El cuadro inflamatorio se en pocas semanas, pero las lesiones de las células tiroideas deben recuperarse y la glándula debe reponer los depósitos de Tiroglobulina. Aunque es excepcional puede evolucionar a una Tiroiditis Inmunitaria. Sin embargo, aconsejamos mantener al paciente bajo controles semestrales durante tres años.

10.1.4. Tratamiento

Todo médico general tiene su plan, sin duda todos son buenos, pero lo más sencillo es tratar el dolor con analgésicos, que en algunos casos puede ser muy molesto y se añaden antiinflamatorios. No hace falta nada más. Pero es conveniente dejar a la glándula en reposo, pues es un órgano que está inflamado. Debemos dar pequeñas dosis de L-Tiroxina. En la fase inicial las hormonas tiroideas pueden estar elevados y no es necesario, cuando la TSH suba más de 2,0 uU/ml debemos iniciar la hormonoterapia.

10.2. Tiroiditis silente o tiroiditis indolora

Algunos con buen criterio la llaman *Tiroiditis Indolora con Hipertiroidismo Transitorio o Hipertiroidismo Transitorio con Tiroiditis Linfocitaria.* Esta enfermedad es un auténtico hipertiroidismo, que en el transcurso de 2 a 6 meses se resuelve espontáneamente. Este *hipertiroidismo transitorio* se lo puede incluir en las Tiroiditis o como una forma especial de Hipertiroidismo. Como se parece mucho a las Tiroiditis Subaguda sin dolor o a las Tiroiditis Inmunitaria en una fase inicial o es casi idéntica a la Tiroiditis Postpartum que es una tiroiditis inmunitaria la hemos incluido dentro de las tiroiditis.

10.2.1. Diagnóstico clínico

La tiroiditis silente se describió por primera vez en 1969 y no es muy frecuente o se diagnostica poco, pues pasa clínicamente desapercibida y se cura sin que el paciente haya recibido atención médica. La clínica es la de un hipertiroidismo simple y su intensidad depende de los niveles de T3 y T4. Podemos encontrar palpitaciones, nerviosismo pérdida de peso y debilidad general, pero luego de un lapso de 3 a 6 meses todo evoluciona hacia la normalidad. Sin embargo, pueden ocurrir varias cosas.

10.2.2. Evolución

La Tiroiditis Silente puede evolucionar en cuatro fases: Hiperfuncional, Normofuncional, Hipofuncional y Normofuncional. Y aunque *no siempre es así*, explicaremos este desarrollo fisiopatológico a continuación:

Fase Hiperfuncional. Inicialmente hay algún tipo de agresión a las células del parénquima tiroideo, se rompen los folículos tiroideos y pasan a la circulación sanguínea la T4, T3 y otros restos proteicos yodados, lo cual ocasionan los síntomas de un Hipertiroidismo suave, y que, además, disminuye la TSH, aunque en ciertos casos, poco frecuentes, la sintomatología puede ser severa. Nunca hay exoftalmos. Los Anticuerpos Antitiroideos en sangre están presentes ya que la tiroglobulina y los restos proteicos yodados antes mencionados actúan como antígenos.

Fase Normofuncional. Hasta en seis meses e inclusive sin tratamiento el paciente mejora. La T4, T4-Libre y T3 bajan hasta normalizarse y la TSH empieza a ser algo mayor de 0.1. Sin embargo, hasta el 50% de los casos evolucionan a la tercera fase.

Fase Hipotiroidea. En estos casos la glándula queda convaleciente y los folículos tiroideos sin reservas de yodo o sea en una fase de *agotamiento de los depósitos*. Y aunque la tiroides se recupera los niveles de T3 y T4 en sangre están bajos y la TSH se eleva.

Fase Normofuncional. Una vez que se *impermeabilizan* los folículos de la tiroides todo vuelve a la normalidad y una enfermedad de la tiroides se ha curado sola. Al inicio dijimos que *no siempre es así* por lo tanto hay que mantener controles semestrales 5 años.

10.3. Tiroiditis silente. Fase inicial de una tiroiditis inmunitaria

En la Tiroiditis Silente los Anticuerpos Antitiroideos son positivos e histopatológicamente se encuentra las mismas alteraciones histológicas que en una Tiroiditis Inmunitaria. Con todo esto podríamos pensar que la Tiroiditis Indolora es una forma de Tiroiditis Inmunitaria, como lo es la Tiroiditis Postpartum. Recordemos que en la cuarta fase la tiroides comienza a reponerse, pero están elevados los anticuerpos antimitocondriales, anticuerpos antiperoxidasa o anticuerpos anti-TPO, el yodo molecular no puede convertirse en yodo atómico y por lo tanto la tiroides no puede sintetizar normalmente las hormonas; sin embargo, esto no afecta a todas las células, ni inhibe totalmente la acción de las peroxidasas y la tiroides tiende a normalizarse. Pero ya está en marcha el proceso de la Tiroiditis Inmunitaria Evolutiva. Este antecedente nos lleva a la quinta fase, la tiroides falla paulatinamente y el camino al Hipotiroidismo Subclínico puede ser muy lento, sin embargo, en algunos casos su presencia puede ser relativamente precoz. Inclusive en este caso el pronóstico suele ser bueno y restablecerse la función de la tiroides totalmente. Pero igual que antes es indispensable mantener controles semestrales durante 5 años.

10.3.1. Diagnóstico clínico y de laboratorio

Cuando el Hipertiroidismo debuta el paciente refiere palpitaciones, nerviosismo, cansancio y pérdida de peso. La T4, T3, y T4-Libre aumentan ligeramente y la TSH está >0.1 uU/ml. La gammagrafía y ecografía no aportan casi nada. No hay exoftalmos. En esta fase el diagnóstico diferencial entre la Tiroiditis Silente y el Hipertiroidismo es muy difícil. Aquí juega algo que no puedo describir *la experiencia del médico que va más allá de la evidencia.* Es un *Hipertiroidismo raro,* mientras las hormonas tiroideas no están más que ligeramente elevadas, o peor aún, muy altas, la TSH no está totalmente deprimida. Con esto debemos esperar un mes, si el paciente mejora estamos ante una Tiroiditis Silente, si empeora estamos con un Hipertiroidismo en su forma Simple. Muchas veces es mejor no hacer nada, que hacer algo que pueda lesionar la tiroides.

10.3.2. Tratamiento

Nuevamente algo raro, el mejor tratamiento de la Tiroiditis Silente es no tratarla. Con excepción de los síntomas. Los síntomas los tratamos con propanolol para la taquicardia y palpitaciones, y algún ansiolítico si el paciente está nervioso o inquieto. Si tratamos al paciente con antitiroideos nunca sabremos el diagnóstico. Los controles serán cada 15 días y luego cada mes. Este periodo puede ser de varios meses, igual se mantiene el tratamiento sintomático sin antitiroideos (Tiroiditis Silente que sede espontáneamente, no de un Hipertiroidismo), esperando que se produzca la remisión del caso y que las hormonas tiroideas, y la TSH comiencen a normalizarse. Cuando esto suceda se retiran paulatinamente el Propanolol y ansiolíticos. En el momento en que se normalizan las hormonas tiroideas y la TSH se inicia un tratamiento suave de L-Tiroxina. No debemos permitir que se presente la Fase Hipotiroidea, ya que el incremento de la TSH fuerza a la tiroides, este tratamiento suave con Levotiroxina debe prolongarse por un año. Si la tiroides no trabaja, los anticuerpos antitiroideos, que están en la sangre, no tienen a quien atacar y podría ser que bajen y hasta se normalicen. Tal vez.

10.4. Tiroiditis inmunitaria evolutiva

La Tiroiditis Crónica con Hipotiroidismo Subclínico o Hipotiroidismo Clínico es la causa más frecuente de consulta dentro de la patología tiroidea. En 1912 Hashimoto, que trabajaba en Alemania, publicó que había estudiado a 4 pacientes con una alteración crónica de la tiroides que se caracterizaba por una infiltración difusa de la glándula con linfocitos, fibrosis, atrofia del parénquima y presencia de eosinófilos. Él llamó a esta alteración "Bocio Linfomatoso". Como esta patología tenía parecido con los procesos inflamatorios, se le dio el nombre de "Tiroiditis de Hashimoto", que en aquel tiempo era de causa desconocida. En 1956, Rose y Witebsky toman un conejo y le extirpan un lóbulo tiroideo, ese tejido lo trituran y esa papilla de tiroides y la colocan debajo de la piel del mismo conejo del que habían tomado el lóbulo tiroideo. El conejo desarrollo anticuerpos contra su propio tiroides y estos atacaron al lóbulo que habían dejado en su sitio. Después de cuatro meses estudiaron al microscopio el lóbulo que había quedado y encontraron las mismas alteraciones que había descrito Hashimoto. Habían descubierto la primera enfermedad autoinmune y habían abierto la puerta al estudio de un grupo muy amplio de enfermedades autoinmunes. Luego se descubrió que los linfocitos y los eosinófilos participan activamente en la producción de anticuerpos. En la Tiroiditis de Hashimoto se desarrolla un proceso inmunitario y hay una reacción antígeno–anticuerpo, por tal razón se encontraban muchos linfocitos y eosinófilos.

10.4.1. Anticuerpos antitiroideos

10.4.1.1. Formación de los Anticuerpos Antitiroideos

Dentro de los folículos tiroideos se encuentra la tiroglobulina, esta no pasa a la sangre, cuando se requiere hormonas en la misma célula tiroidea se hidroliza la tiroglobulina y se produce T4 y T3 que son las hormonas que van a la circulación sanguínea. Por lo tanto, la tiroglobulina es un producto extraño para el organismo. Rose y Witebsky cuando machacaban la tiroides, rompieron los folículos y la sustancia que pusieron debajo de la piel del conejo fue la tiroglobulina y como era extraña para el organismo se produjeron anticuerpos contra ella. Cuando los anticuerpos llegan a la tiroides se produce la reacción antígeno-anticuerpo, con esto se rompen más folículos de células tiroideas y pasa más tiroglobulina a sangre y se forman más anticuerpos organizándose una reacción en cadena que se perenniza durante años y cuyo final es variable.

10.4.1.2. Acción los Anticuerpos Antitiroideos

Hay dos tipos de anticuerpos, Antitiroglobulina y Antimicrosomiales o Antiperoxidasa (anti-TPO). De los anticuerpos Antitiroglobulina no sabemos bien cómo actúan, pero de los anticuerpos anti-TPO, si sabemos lo suficiente. Los Anticuerpos Antiperoxidasa (TPO) atacan a la tiroides en su mecanismo de incorporación de yodo. El yodo se absorbe como yodo molecular que es inactivo (una molécula de dos átomos de yodo) y tiene que convertirse en yodo atómico o yodo iónico activo para incorporarse a la molécula de tirosina, para luego formar la molécula de tiroxina y de triyodotironina (T4 y T3). Estas hormonas se unen y forman la Tiroglobulina que se almacena en los folículos tiroideos. El proceso de oxidación del yodo molecular es activado por la enzima peroxidasa. Si no hay peroxidasa no hay oxidación y el yodo molecular no puede transformarse en yodo atómico o iónico. El organismo puede estar inundado de yodo molecular y la célula tiroidea hambrienta de yodo atómico. La acción de los anticuerpos antitiroideos frente a la tiroides es un proceso agresivo, hay una reacción de autoinmune con aumento de linfocitos y eosinófilos y una reacción inflamatoria que provoca fibrosis.

10.4.1.3. Causas para la producción de los Anticuerpos Antitiroideos (AAT)

En general no sabemos por qué se forman; sin embargo, en algunas situaciones tenemos la evidencia de que puede pasar tiroglobulina desde la tiroides a la sangre para poner en marcha el mecanismo inmunitario. Para que se formen los anticuerpos se requiere que la tiroglobulina pase a la sangre de sus depósitos herméticos y desde esta premisa podemos hacer dos grandes grupos:

- Circunstancias en las que sabemos con certeza que se ha producido paso de tiroglobulina a sangre. (Tiroiditis Inmunitaria Posquirúrgica y Tiroiditis Inmunitaria Postirradiación)

- Casos en que no hay ningún motivo conocido que justifique la formación de anticuerpos. (Tiroiditis Inmunitarias Idiopáticas)

10.5. Tiroiditis Inmunitaria Crónica Evolutiva (TICE)

Esta patología incluye a todos los pacientes con los AAT elevados, haya o no motivo que lo justifique, incluye todos los grupos etarios, pacientes con o sin bocio, con hipotiroidismo o normofuncionales. La mayor parte de los pacientes tienen la TSH ligeramente aumentada > 3.0 uU/ml. En pacientes con AAT elevados y TSH normal al cabo de meses o hasta años termina elevándose la TSH. Son pacientes con una glándula tiroidea agredida morfológica y funcionalmente por los anticuerpos y por lo tanto con un equilibrio inestable. La tiroides termina en insuficiencia funcional, generalmente subclínica (TSH discretamente elevada), pero puede evolucionar a un hipotiroidismo clínico. Este proceso sucede en años. El organismo puede curarse, quedar con una situación más o menos estable o en un hipotiroidismo total. Cada una de estas fases es una entidad diferente, todo lo que explicaremos a continuación esta descrito por otro autores, solo vamos a ordenarlas de acuerdo con nuestro criterio. Son dos elementos que van a entrar en competencia: los AAT de una parte y la tiroides con todos sus mecanismos defensivos por la otra. Los AAT producen una reacción antígeno-anticuerpo local y bloquean la síntesis de hormonas tiroideas. La tiroides puede hacer pocas cosas: frente a una reacción inflamatoria va a producir una fibrosis y frente al bloqueo en la formación de hormonas se eleva la TSH y produce dos efectos, un aumento de la liberación a la sangre de hormonas tiroideas, mientras pueda, y un aumento del número de células tiroideas con aumento del tamaño del tiroides dentro de los límites de sus posibilidades.

10.5.1. Evolución

10.5.1.1. Evolución morfológica de la Tiroides en la TICE

A nivel de la glándula hay una reacción antígeno-anticuerpo y siempre dejan cicatrices, hasta hace pocos años sólo se podía detectar el aumento de tamaño de la glándula por palpación. Pero actualmente el estudio ecográfico de la tiroides nos permite conocer su estructura íntima.

10.5.1.1.1. Evolución Fibrótica

En una tiroides de tamaño normal en la TICE se aprecia ecográficamente un *infiltrado puntiforme*, que refleja esa reacción a la que nos referíamos. El ecografista debe ser muy experimentado para este diagnóstico. En una fase más avanzada pueden observarse *bandas de fibrosis*, son como líneas más claras que cruzan el parénquima de la tiroides. Tampoco es un signo diagnóstico que resulte muy claro establecer. En una fase bastante más avanzada la fibrosis puede ser masiva y afectar a toda la glándula que ecográficamente es muy difícilmente diferenciable de los tejidos que rodean a la tiroides. Finalmente hay casos en los que prácticamente no se ve la tiroides, ha desaparecido, se ha atrofiado. La Tiroiditis Crónica Fibrosa o Tiroiditis de Riedel y el Hipotiroidismo Idiopático, serian formas muy evolucionadas de Tiroiditis Crónica Inmunitaria en su forma fibrosa.

10.5.1.1.2. Evolución Hiperplásica

Cuando se encuentra una tiroides aumentada de tamaño de consistencia firme, es por la fibrosis (Esta forma corresponde con la Tiroiditis de Hashimoto clásica o Bocio Linfomatoso). En la Hiperplasia simple o Hiperplasia Hiperfuncional la tiroides es más blanda. El Cáncer de Tiroides la palpación es muy dura (pétrea). Si el médico a la palpación tiene dudas solicita una PAAF que aclara el diagnóstico.

10.5.1.2. Evolución funcional de la Tiroides en la TICE.

Los Anticuerpos anti-TPO van a ocasionar una alteración en la síntesis de las hormonas tiroideas al desactivar a la enzima peroxidasa y bloquear la incorporación de yodo atómico a la tirosina. Este bloqueo podrá ser de mínimo, pero mientras existan Anticuerpos anti-TPO, existe la alteración en la biosíntesis hormonal. En una fase inicial no hay alteraciones porque la reserva de tiroglobulina no lo permite. La falla se evidencia en el momento que se eleva la TSH. Como es un proceso lento la TSH sube poco a poco, durante meses, a veces más de dos años y durante ese periodo pueden ir apareciendo síntomas muy leves que el paciente se va habituando y no llega a sentirlos como molestias. Muchas veces la Tiroiditis Crónica Inmunitaria se descubra de manera casual en un control de salud, (chequeos médicos o estudio basal de pacientes obesos que acuden al endocrinólogo para adelgazar). Los síntomas son los del Hipotiroidismo Subclínico o Clínico, no podemos desligar los dos procesos, pues una Tiroiditis Inmunitaria Crónica Evolutiva puede o no terminar en un Hipotiroidismo.

Podemos asegurar que, en la base de todo Hipotiroidismo, que no sea inducido por tratamiento quirúrgico o por radiaciones, hay una TICE.

10.5.1.3. Evolución de los Anticuerpos Antitiroideos en la TICE.

Mientras la TSH se eleva lentamente la evolución de los Anticuerpos Antitiroideos es absolutamente irregular y puede experimentar variaciones hasta en 6 meses, sobre todo cuando están en niveles altos. Además, no tienen relación con las variaciones de la TSH, ni tampoco con que este o no compensada la situación hipofuncional del paciente. Lo que sí es evidente es que a lo largo de la evolución de la enfermedad los AAT tienden a bajar e incluso se normalizase. En este caso nos encontramos con un paciente hipotiroideo, con una imagen ecográfica compatible con Tiroiditis Inmunitaria Crónica, pero con anticuerpos normales. En ese caso no podemos decir que se trata de una TICE sino de un Hipotiroidismo probablemente ocasionado por una TICE. Esto ocurre con más frecuencia en pacientes que han sido tratados durante años con hormonoterapia sustitutiva. En estos casos la tiroides está inactiva, no hay antígeno contra el que puedan actuar los anticuerpos y el sistema inmunológico deja producirlos.

10.5.2. Formas clínicas de la tice

Volvemos a la clasificación donde decíamos que había casos en que sabemos con certeza que se ha producido paso de tiroglobulina a la sangre que justifican la formación de anticuerpos antitiroideos y casos en que no hay ningún motivo conocido que justifique la formación de anticuerpos.

10.5.2.1. Casos en que hay un motivo que justifique el paso de tiroglobulina a sangre que activan el mecanismo de la formación de AAT.

10.5.2.1.1. Tiroiditis Inmunitaria postquirúrgica

La cirugía de la tiroides puede producir ruptura de folículos con paso de tiroglobulina a sangre, es raro, pero hemos visto casos con valores normales de AAT meses antes de la extirpación de un nódulo tiroideo y luego de algún tiempo de la cirugía con AAT elevados en sangre.

10.5.2.1.2. Tiroiditis Inmunitaria postirradiación (Radioyodo)

Esto es mucho más frecuente. En el tratamiento del Hipertiroidismo con I-131, hasta un 90% de pacientes desarrollan un hipotiroidismo. Existe suficiente evidencia que la irradiación del I-131 ocasiona ruptura de folículos con liberación de tiroglobulina y formación de AAT.

10.5.2.1.3. Tiroiditis Inmunitaria después de la Enfermedad de Graves

En el Hipertiroidismo Simple con o sin hiperplasia difusa, con o sin exoftalmos es muy frecuente la presencia de AAT en sangre. También es frecuente que luego de la remisión médica de un hipertiroidismo se produzcan casos de TICE con hipotiroidismo subclínico o clínico, tardíamente. Esto se da por que la exagerada función glandular rompe folículos que permiten el paso de Tiroglobulina a la sangre.

10.5.2.2. Casos en los que no se conoce el motivo de la formación de anticuerpos antitiroideos. (Tiroiditis Inmunitaria Idiopática) La clasificación la vamos a realizarla de acuerdo con la forma de aparición, al tamaño de la glándula y a su evolución. Las formas agudas son las que se desarrollan en un periodo de hasta 4 meses.

10.5.2.2.1. Tiroiditis Inmunitaria Simple Aguda

Este tipo de Tiroiditis evoluciona hasta en 3 meses sin motivo aparente, es más común en mujeres jóvenes, se manifiesta con una discreta Hiperplasia Difusa Normofuncional. Inicialmente los niveles hormonales y los AAT son normales. Sin embargo, meses más tarde los AAT y la TSH aparecen muy elevados.

10.5.2.2.2. Tiroiditis Inmunitaria Postpartum Aguda

Se presenta de 2 a 3 meses después del parto, sin problemas durante el embarazo. Estas tiroiditis son frecuentes. Se conoce poco sobre esta patología, pero para pronostico y tratamiento se la debe considerar como una TICE. Actualmente sabemos que en el embarazo hay una modificación de las cifras de Globulina Transportadora de las Hormonas Tiroides (TBG) y que ello puede alterar las cifras de la T4 y T3 en el suero; sin embargo, la T4 L y TSH no se alteran. No existe ninguna función exagerada de la tiroides materna y el niño funciona con su propio tiroides y un poco de hormona tiroidea de la madre que atraviesa la placenta. La frecuencia es mayor que la diagnosticada, por tal razón sugerimos a los ginecólogos que realicen controles de rutina en la mujer después del parto solicitando sistemáticamente T4L y TSH. Es probable que la Tiroiditis Postpartum se presente en un 5% de los casos. El clínico puede encontrar signos mínimos que el Hipotiroidismo Subclínico le enseñó como: piel seca, ligera distorsión de los rasgos faciales por un discreto edema. Sin embargo, el diagnóstico se hace por las pruebas complementarias.

10.5.2.2.3. Tiroiditis Inmunitaria con tiroides de tamaño normal

Es la primera causa de consulta en la enfermedad tiroidea, el paciente acude al médico con síntomas de Hipotiroidismo Subclínico o Evolucionado. La TSH y los AAT se encuentran elevados.

10.5.2.2.4. Tiroiditis de Hashimoto

Fue descrita por Hashimoto en 1912 como Bocio Linfomatoso. No sabemos si el aumento del tamaño de la tiroides se da por el estímulo de la TSH o por que se desarrolla sobre una hiperplasia difusa previa. La tiroiditis de Hashimoto puede causar hipertiroidismo transitorio durante la fase inicial destructiva. Esto también se ve en algunos pacientes que reciben interferón alfa, interferón beta e interleucina 2.

10.5.2.2.5. Tiroiditis de Riedel

Se da en la fase muy avanzada de TICE, hay fibrosis generalizada de la glándula. Es rara.

10.5.2.2.6. Hipotiroidismo Total Idiopático

Corresponde a la fase final de una tiroiditis inmunitaria. Generalmente son casos con diagnóstico de Hipotiroidismo desde hace muchos años y que llevaban bastante tiempo con hormonoterapia sustitutiva. Parece que corresponde a una atrofia glandular fibrótica.

10.5.2.2.7. Hipotiroidismo "probablemente" debido a una tiroiditis inmunitaria

Son pacientes con Hipotiroidismo Subclínico o Clínico con AAT normales. Con estos datos no podríamos incluir esta patología dentro de las Tiroiditis Inmunitarias, sin embargo, da información típica, lo cual nos permite asegurar que se trata de pacientes tratados por largo tiempo con L-Tiroxina que ha logrado el *agotamiento del antígeno*. Esto puede ser razonable, pero puede haber otras muchos causas.

10.5.3. Bases para el diagnóstico de las fases evolutivas de la TICE

- Toda Tiroiditis Inmunitaria, el dato de la TSH es el que da el diagnóstico.

- Generalmente hay un Situación de Hipotiroidismo Subclínico con la TSH entre 3.5 y 10.0 uU/ml.

- Evolución muy lenta, por lo que se prolonga el Hipotiroidismo Subclínico, sino tendríamos una gran cantidad de pacientes hipotiroideos clínicos.

10.5.4. Datos que facilitan el diagnóstico

- Crecimiento de la glándula tiroides (Bocio)
- Síntomas de presión en la enfermedad aguda y subaguda
- Crecimiento indoloro y consistencia elástica en la forma crónica
- Función tiroidea variable
- Los niveles de AAT elevados

10.5.5. Tratamiento de la TICE

La Tiroiditis Inmunitaria no tiene tratamiento. Sin embargo, mientras menos trabaje la tiroides es preferible. Si hay Anticuerpos Antitiroideos, hay lesión, aunque las hormonas tiroideas y la TSH estén normales, por tal razón utilizamos Levotiroxina como tratamiento. Si hay dudas o contradicciones revisen otros autores. Por ejemplo: Wettman, en 1997 en la British Medical Journal, sugiere dar Levotiroxina siempre que los Anticuerpos Antitiroideos estén elevados, aunque la TSH esté normal.

50 microgramos de Levotiroxina es lo indicado, la tiroides no trabaja y es lo único que podemos hacer en una Tiroiditis Inmunitaria. Ojala se destruyan menos folículos y pase menos tiroglobulina a la sangre y disminuyan los AAT, deteniendo la reacción antígeno-anticuerpo, tal vez logremos que la destrucción de la glándula tiroides se detenga. Si la TSH está por debajo de 3 uU/ml el tratamiento es como en el Hipotiroidismo Subclínico, sino es como tratar un hipotiroidismo evolucionado.

Capítulo 11

Tiroides y embarazo

11. Tiroides y embarazo

En el embarazo cuentan la tiroides de la madre y del niño, cada uno requiere atención especial.

11.1. Tiroides del feto

Durante el embarazo el embrión y el feto tienen la posibilidad de utilizar las hormonas tiroideas: que él mismo fabrica y/o las de su madre que pasan por la placenta. Si la madre tiene un hipotiroidismo severo el niño utiliza las hormonas que él fabrica; si el niño tiene una agenesia tiroidea, utiliza las hormonas que le suministra su madre. En ambos casos el niño nace absolutamente normal en su desarrollo.

El problema se presenta cuando hay una falta de yodo para la fabricación de las hormonas tiroideas. En ese caso no funciona bien ni la tiroides de la madre ni del feto, y entonces hay problemas, insisto, siempre hay que utilizar *sal yodada*.

11.2. Tiroides de la madre

En el *primer trimestre*, la *gonadotropina coriónica* producida en la placenta estimula a la tiroides. Su producción comienza con la concepción, a los 2 días. Es esta hormona la que se detecta en sangre u orina en las pruebas de embarazo. Como esta se parece muchísimo a la TSH logra estimular a la tiroides. Algo más del 18 % de las mujeres embarazadas tienen, durante el primer trimestre, un ligero estímulo de la tiroides que no se nota por las otras molestias que produce la preñez. Se eleva discretamente la T4 y disminuye la TSH, este proceso es normal, no es un hipertiroidismo. En el segundo y tercer trimestre bajan los niveles de gonadotropina coriónica y el cuadro desaparece.

Los anticuerpos antitiroideos y principalmente la ecografía son normales con estos últimos datos confirmamos que es un *falso hipertiroidismo del primer trimestre del embarazo*. En el hipertiroidismo auténtico se incrementa la vascularización de la tiroides que ecográficamente se ve con baja ecogenicidad. En el eco doppler-color se evidencia mucho más el aumento de vascularización, en el falso hipertiroidismo la ecografía tiroidea es rigurosamente normal.

En el segundo y tercer trimestre la TBG (Tiroxin Bindig Globulin o Globulina Fijadora o Transportadora de la Tiroxina), se elevan hasta el doble, como consecuencia la T4 y T3 en sangre se alteran y pueden dar una falsa disfuncionalidad. Todo se aclara con la T4-Libre que se mantiene normal.

En la tiroides de la embarazada se produce entre un 30% y 50 % más de tiroxina que en condiciones normales. Debemos tomar en cuenta que la madre transfiere al feto T4-Libre para un desarrollo normal, por si el feto tuviera problemas con su tiroides.

En el embarazo la tiroides de la madre puede crecer en el 15 % de los casos. Es algo muy discreta y posteriormente vuelve a su tamaño normal.

11.3. Tiroides en embarazadas con falta de yodo

Cuando hay deficiencia de yodo la tiroides de la madre es insuficiente para fabricar la cantidad de hormona necesaria, la TSH de la madre se eleva y la tiroides crece. Al feto le sucede algo similar, también puede nacer con un pequeño bocio, a más de los problemas de desarrollo que haya sufrido.

Una mujer con normalidad requiere diariamente 150 microgramos y la embarazada necesita 200 microgramos. Los suplementos de yodo vienen en los multivitamínicos y minerales.

11.4. Hipotiroidismo y embarazo

El embarazo en una hipotiroidea bien tratada no tiene problemas. Hay que subir un poco la L-Tiroxina ya que en el embarazo hay mayor requerimiento de tiroxina, El conflicto es en la mujer que desconoce que es hipotiroidea.

11.4.1. Diagnóstico

Es probable que la Tiroiditis Inmunitaria Postpartum sea la consecuencia de una tiroides que no estaba lesionada antes del embarazo y que acabó fallando en los meses que siguen al parto.

Están justificados los screening en todas las mujeres embarazadas para investigar la posible existencia de una Tiroiditis Inmunitaria y de un Hipotiroidismo.

Es casi imposible diagnosticar un hipotiroidismo en el embarazo ya que los síntomas se confunden con las molestias del propio embarazo. El diagnóstico se hace con las pruebas de laboratorio y la ecografía.

En la primera visita el ginecólogo/a debe de incluirse T4-Libre, TSH y Anticuerpos Antitiroideos.

11.4.2. Alternativas en el diagnóstico

- T4-Libre, TSH y AAT normales. La tiroides es normal. Multivitaminas y Minerales.
- T4-L normal, TSH en el límite (2.0 a 3.5 uU/ml), AAT normales. En el primer trimestre, un *Falso Hipertiroidismo del Primer Trimestre por Gonatropina Coriónica*. Control de T4L y TSH.
- T4-L normal, TSH normal o en el límite (2.0 a 3.5 uU/ml), AAT elevados. Tiroiditis Inmunitaria en evolución. Tratamiento suave con L-Tiroxina.
- T4-L normal, TSH elevada (3.5 a 7.0 uU/ml). Hipotiroidismo Subclínico. No importa los AAT, en procesos antiguos negativizarse. Ecografía (tiroides de baja ecogenicidad), Ecografía doppler-color (tiroides de baja ecogenicidad y con aumento de vascularización). Tratamiento con L-Tiroxina.
- T4-L normal o baja, TSH >7.0 uU/ml. Hipotiroidismo. Complementar diagnóstico con ecografía convencional o doppler-color. Tratamiento con L-Tiroxina.

11.4.3. Tratamiento

Durante el embarazo de una hipotiroidea habrá que aumentar suavemente y de forma progresiva la dosis de mantenimiento de L-Tiroxina. Después el parto la dosis se debe reducir.

11.5. Hipertiroidismo y embarazo

La hipertiroidea que está en tratamiento no desea quedar embarazada, pero si decide embarazarse nada lo contraindica. El hipertiroidismo en el embarazo no es frecuente, pero hay que tener precaución.

11.5.1. Diagnóstico

La elevación circunstancial de las hormonas tiroideas en el primer trimestre del embarazo no es un problema diagnóstico.

Los síntomas son: taquicardia, palpitaciones, cansancio, pérdida de fuerzas, piel fina, tendencia a la sudoración, mirada brillante, etc. Son síntomas que pueden pasar desapercibidos para el ginecólogo/a que está poco acostumbrados a ver este tipo de pacientes.

El diagnóstico del Hipertiroidismo, con y sin embarazo, se sospecha por la clínica, pero se confirma por el laboratorio y la ecografía.

En el embarazo, la T4 y T3 pueden estar alterados, pero la T4-Libre no se afecta. La elevación de la T4-Libre y la depresión de la TSH (< 0.1 uU/ml) son los datos claves en el diagnóstico del Hipertiroidismo en la mujer embarazada. Una ecografía con una tiroides con baja ecogenicidad, debido al aumento de la vascularización, que se demuestra de forma patente en la eco doppler-color, es el dato que forma el trípode del diagnóstico instrumental. Los AAT pueden estar aumentados, pero solo es un dato adicional al diagnóstico.

11.5.2. Tratamiento

Una mujer embarazada con Hipertiroidismo requiere medicación Antitiroidea. Pues no puede usar ni radioyodo, ni cirugía.

Algunos especialistas usan frecuentemente L-Tiroxina para evitar elevaciones de la TSH principalmente entre controles; sin embargo, decimos, enfáticamente, que no debe utilizárselo en la hipertiroidea embaraza, sino solo la medicación antitiroidea. El problema es que los antitiroideos atraviesan fácilmente la placenta y la L-Tiroxina la atraviesa sólo en una cuantía muy pequeña. Podemos lograr una compensación materna y complicar al feto. Pero con controles cada 15 días superamos este problema, y además, hay que usar los antitiroideos en la dosis más baja posible, tener a la madre en el filo de la compensación. Los antitiroideos pasan la placenta y bloquean un poco la tiroides del feto, esto genera un pequeño bocio, pero hasta 15 días después del nacimiento todo se normaliza. Nada justifica tener a la madre sin tratamiento antitiroideo.

Lo ideal sería utilizar Propiltiuracilo como tratamiento antitiroideo, ya que es el que menos atraviesa la placenta, pero si no hay en el mercado local, no se complique, no pasa nada.

Sin embargo, si la madre está decidida a darle a su hijo leche del pecho, el Metimazol y el Carbimazol pasan a la leche de la madre en mayor cantidad que el Propiltiuracilo, lo cual debe de tomarse en cuenta. Lo ideal sería que el niño se críe con biberón.

Capítulo 12

Cáncer tiroideo

12. Cáncer tiroideo

12.1. Frecuencia

Las mujeres sufren 3 veces más de cáncer de tiroides que el hombre y la con la edad se incrementa la incidencia de los carcinomas tiroideos diferenciados papilares y foliculares.

En los EUA en las autopsias se descubren hasta un 13% de cáncer microscópico de la tiroides. Aunque en la población solo se diagnostica sólo el 0.4%. Pero, aunque los tumores malignos de la tiroides permanecen microscópicos e indolentes, los palpables o > 1 cm. de diámetro son más malignos y requieren tratamiento.

Características del cáncer tiróideo

	Papilar	Folicular	Medular	Anaplásico
Incidencia	Más común	Común	No común	No común
Edad promedio	42	50	50	57
Mujeres	70%	72%	56%	56%
Muertes causadas por cáncer de tiroides	6%	24%	33%	98%
Invasión: Yuxtaganglionar	+++++	+	++++++	+++
Vasos sanguíneos	+	+++	+++	+++++
Sitios distantes	+	+++	++	++++
Semejanza con tiroides normal	+	+++	+	+ o -
Captación ^{123}I	+	++++	0	0
Malignidad	+	++ a +++	+ a ++++	++++++++

12.2. Carcinoma papilar

Este es el cáncer más frecuente de la tiroides, entre el carcinoma papilar puro o el papilar y folicular mixto representa un 76% de todos los tumores malignos de la tiroides. Debuta como un nódulo único, aunque raro, pero puede aparecer en un bocio multinodular. Este carcinoma papilar se produce por mutaciones genéticas, en este sentido, los adenomas tiróideos benignos y el bocio multinodular se produce por las mutaciones del oncogén *ras* y la translocación de los genes *BRAF o TRK* producen el carcinoma papilar. La radioterapia de cabeza y cuello y la exposición a un accidente nuclear pueden producir mutaciones genéticas, que originan un carcinoma papilar de la tiroides mucho más agresivo. Por otro lado, la pérdida adicional del gen supresor del tumor *p53* puede transformar un carcinoma papilar en uno anaplásico. Por tal razón, la radioterapia de cabeza y cuello complica principalmente a los niños ya que a partir de entonces tienen un mayor riesgo durante toda su vida de desarrollar cualquier patología tiroidea, incluido el carcinoma papilar de la tiroides. La explosión de Chernobyl, afecto más niños menores de 5 años, aunque los carcinomas papilares más agresivo se presentaron 6 7 años después del accidente nuclear. El carcinoma papilar de la tiroides, también se presenta como síndromes familiares raros con autosomía dominante, ocasionado por la pérdida de varios genes supresores de tumores. Estos síndromes son:

- Carcinoma papilar familiar [con carcinoma papilar renal)
- Carcinoma tiroideo no medular familiar
- Poliposis familiar (con grandes pólipos en intestino y tumores gastrointestinales)
- Síndrome de Gardner (con pólipos, fibromas, lipomas y osteomas en el intestino delgado y grueso)
- Síndrome de Turcot (con pólipos en intestino grueso y tumores cerebrales).

El carcinoma papilar se propaga por vía linfática dentro de la tiroides y se hace multifocal en 60% y afectando ambos lóbulos en 30%. El 80% de los pacientes generan metástasis microscópicas en los ganglios linfáticos cervicales, los ganglios palpables se encuentran en el 15% de los adultos y 60% de los jóvenes. Los que tienen metástasis ganglionares palpables no generan mayor mortalidad, sin embargo, aumentan el riesgo de recurrencia local. Entre el 10 y 15% de los carcinomas diferenciados generan metástasis pulmonares que se diagnostican con gammagrafía de cuerpo entero con ^{131}I y más del 70% de estas se curan con radioterapia (^{131}I).

12.3. Carcinoma folicular

También se produce por translocaciones genéticas. La metilación del DNA, activación del oncogén *ras* y mutaciones del gen ME dan lugar a adenomas foliculares benignos. La pérdida de la función del gen supresor de tumores *PPARg* o el 3P pueden producir un carcinoma folicular. Si además se pierde el gen supresor de tumores *p53* produce un carcinoma anaplásico.

El carcinoma folicular de la tiroides y los adenomas se presentan con la enfermedad de Cowden, que es un síndrome familiar autosómico dominante raro causado por la pérdida de un gen supresor de tumores. Estos pacientes pueden presentar macrocefalia, hamartomas múltiples, cáncer mamario de inicio temprano, pólipos intestinales, pápulas faciales y otras lesiones en piel y mucosas

El carcinoma folicular conforma el 16% de los carcinomas tiroideos y suele ser más agresivo que el carcinoma papilar. Eventualmente estos carcinomas secretan suficiente T4 como para causar tirotoxicosis. Comúnmente se encuentran metástasis en ganglio linfáticos del cuello, huesos y pulmones. Gran parte de los carcinomas foliculares absorben ávidamente yodo, lo cual facilita el diagnóstico gammagráfico y el tratamiento con ^{131}I después de la tiroidectomía total.

12.4. Carcinoma medular

Este carcinoma se produce por mutaciones del oncogén *ret en* el cromosoma 10 y representa cerca de 4% de todos los cánceres tiróideos. La tercera parte es esporádica, otra la tercera parte es familiar y la otra se asocia con neoplasias endocrinas múltiples (NEM) tipo 2. Por tal razón el diagnóstico de carcinoma tiroideo medular obliga a un escrutinio genético a los miembros de la familia y aunque no se detecte ningún defecto genético es indispensable la vigilancia regular de la tiroides.

El carcinoma medular de la tiroides se forma a partir de células tiroideas parafoliculares que pueden secretar calcitonina, prostaglandinas, serotonina, ACTH, hormona liberadora de corticotropina [CRH) y otros péptidos que pueden causar síntomas y emplearse como marcadores tumorales.

Generalmente producen metástasis locales tempranas (músculos adjuntos, tráquea, y ganglios linfáticos mediastínicos y locales). también pueden presentarse metástasis tardías en los huesos, pulmones, suprarrenales e hígado. Las metástasis en el cuello se detectan mediante ecografía. Sin embargo, el método de elección de las metástasis es con Tomografía por emisión de positrones con ^{18}fluorodesoxiglucosa (PET-^{18}FDG) de todo el cuerpo. El carcinoma medular del tiroides no concentra el yodo.

12.5. Carcinoma anaplásico

Se produce por ciertas mutaciones genéticas inactivadoras del gen supresor de tumores *p53*, como en los carcinomas papilar y folicular de la tiroides. El carcinoma anaplásico representa aproximadamente 1 % de los cánceres de la tiroides. Son de los pacientes de edad avanzada, son de crecimiento rápido. Es el carcinoma tiroideo más agresivo y de metástasis tempranas a los a ganglios linfáticos circundantes y a sitios distantes. Los síntomas iniciales locales incluyen: disfagia, parálisis de cuerdas vocales. Este tumor no concentra yodo.

El resto de los carcinomas tiróideos representan el 3% de los tumores de la tiroides. El linfoma de la tiroides es más frecuente en hombres, se presenta como una masa dolorosa y de crecimiento rápido, que se origina a partir de un bocio multinodular o difuso afectado por tiroiditis autoinmunitaria, con la cual se puede confundir microscópicamente. El 20% de los casos tiene hipotiroidismo concomitante. Los linfomas tiróideos son generalmente linfomas de células B (50%) o tejido linfoide relacionado con mucosa (23%); otros tipos son linfoma folicular, linfocítico pequeño y de Burkitt, y enfermedad Hodgkin. Pocas veces se requiere tiroidectomía. A veces los canceres metastáticos afectan a la tiroides, particularmente los carcinomas broncógeno, mamario y renal, y el melanoma maligno.

12.6. Diagnóstico clínico

El carcinoma tiroideo se presenta como un nódulo solitario palpable, duro e indoloro en la tiroides. Cuando crecen mucho causan disfagia, ronquera (por la presión sobre el nervio laríngeo recurrente). El 3% de los carcinomas tiróideos dan metástasis a los ganglios linfáticos locales y a veces a distancia (hueso o pulmón). El carcinoma tiroideo diferenciado funcionante metastásico puede producir suficiente hormona tiroidea y desarrollar una Tirotoxicosis. El carcinoma medular causa bochornos, fatiga y diarrea (30%). El 5% desarrolla síndrome de Cushing por secreción de ACTH o CRH.

12.7. Diagnóstico instrumental

12.7.1. Laboratorio

La función tiroidea, casi siempre, son normales a menos que adicionalmente haya una tiroiditis, sin embargo, debemos tomar en cuenta que el carcinoma folicular con frecuencia es productor de T4 y ocasionar un hipertiroidismo clínico. La tiroglobulina en sangre se eleva en los carcinomas papilares y foliculares metastásicos, convirtiéndose en un marcador tumoral para la recurrencia o metástasis; sin embargo, debemos tener en cuenta al momento de la evaluación, lo siguiente: los anticuerpos antitiroglobulina altos causan mediciones falsas de tiroglobulina, los resultados séricos de tiroglobulina en la tiroiditis la invalidan como marcador tumoral, la tiroidectomía total provoca elevaciones por algún tiempo de tiroglobulina. Por tal razón, valores no esperados de tiroglobulina deben ser repetidos y evaluados minuciosamente antes de configurar conclusiones. La calcitonina se eleva en el carcinoma medular, convirtiéndola en un marcador útil, pero no especifico, de enfermedad metastásica; sin embargo, se puede elevar, también patologías concomitantes como: tiroiditis, embarazo, azoemia, hipercalcemia, feocromocitoma, tumor carcinoide y cáncer de pulmón, páncreas, mama y colon. Hay que realizar calcitonina y antígeno carcinoembrionario (ACE) antes de la cirugía del cáncer medular y cada 6 meses después de la cirugía. La calcitonina >250 pg/mL es indicativo de enfermedad indolora, recurrencia o metástasis.

12.7.2. Gammagrafía con yodo radioactivo (IRA)

La gammagrafía tiroidea y de cuerpo entero con IRA [^{131}I o ^{123}I) es útil después de la tiroidectomía para seguimiento y control de recurrencia o metástasis. Antes de la cirugía el diagnóstico de elección es el PAAF ya que el IRA lo compite la Tiroides.

12.7.3. Ecografía

Este procedimiento nos permite determinar el tamaño y localización del tumor y las metástasis en cuello. Es un procedimiento barato y debe realizárselo de rutina durante el diagnóstico y controles.

12.7.4. Tomografía computarizada

La TC diagnostica metástasis y en particular las pulmonares; sin embargo, en el cuello es menos sensible que la ecografía. Debemos tener en cuenta que el medio de contraste yodado que se utiliza en la TC compite con el IRA de una gammagrafía o del tratamiento. El carcinoma medular en tiroides, ganglios e hígado puede calcificarse, pero no las metástasis pulmonares.

12.7.5. Imagen por resonancia magnética (IRM)

La IRM es sobre todo útil para las metástasis óseas.

12.7.6. Tomografía por emisión de positrones

Cuando las metástasis de un cáncer de tiroides que no tiene suficiente captación de yodo en la gammagrafía con IRA, la PET es el examen de elección. La PET-^{18}FDG es muy sensible y permite calcular el volumen del tumor, y es más útil todavía en pacientes hipotiroideos o que reciben tirotropina, ya que esta última, aumenta la actividad metabólica de un cáncer diferenciado de la tiroides. Las desventajas son su falta de especificidad para el cáncer de tiroides, así como, su costo y la falta de disponibilidad en muchas regiones.

12.8. Diagnóstico diferencial

El PAAF hace el diagnóstico de la tiroiditis linfocítica, bocio multinodular y nódulos coloides. Sin embargo, la PAAF no puede diferenciar entre el adenoma folicular benigno y el carcinoma folicular (en estos casos "sospechosos" el riesgo de malignidad es del 20%, en lesiones > 4 cm. Y fijas el riesgo aumenta). En pacientes de la tercera edad con citología sospechosa, ganglios linfáticos y lesiones < 4 cm. de diámetro el riesgo es del 5%. Los carcinomas neuroendocrinos pueden dar metástasis a la tiroides y confundirlos con un carcinoma tiroideo medular. Las gammagrafías con ^{131}I que proporcionan falsos positivos son comunes con tejido tiroideo residual normal, y también en el divertículo de Zenker, quiste ovárico, quiste pleuropericárdico, tirón muscular gástrico hacia arriba y secreciones corporales contaminadas con ^{131}I. Los falsos negativos son comunes en el carcinoma tiroideo diferenciado con metástasis temprana, también en el cáncer más avanzado y en el 14% de las metástasis óseas.

12.9. Datos que facilitan el diagnóstico de cáncer de tiroides

- Tumor indoloro en la tiroides
- Función tiroidea normal
- Historia previa de radiación a la cabeza y el cuello
- PAAF positiva de la tiroides

12.10. Complicaciones

Los carcinomas tiróideos diferenciados pueden tener metástasis locales o distantes. La tercera parte de los carcinomas medulares cuando producen serotonina y prostaglandinas generan bochornos y diarrea, además puede complicarse por la coexistencia de feocromocitoma o hiperparatiroidismo. La cirugía radical de cuello produce hipoparatiroidismo y parálisis de cuerdas vocales y la tiroidectomía produce hipotiroidismo.

12.11. Tratamiento del carcinoma tiroideo diferenciado

12.11.1. Tratamiento quirúrgico

La cirugía es el tratamiento de elección para los carcinomas tiróideos. La tiroidectomía con disección limitada de los ganglios linfáticos cervicales es la indicación para el carcinoma papilar diferenciado y el folicular, pero en el cáncer de células de Hürthle con metástasis a ganglios linfáticos la disección radical de cuello es mandatoria. Cirujanos expertos practican tiroidectomías casi totales con menos del 1% de complicaciones graves (hipoparatiroidismo y lesión del nervio laríngeo recurrente). Sin embargo, otros reportes, generalmente, sitúan estas complicaciones hasta en un 11%. Después de la tiroidectomía, los pacientes deben ser hospitalizados por lo menos una noche, o sea hasta que se hayan recuperado completamente. Siempre hay el riesgo que se produzca una hemorragia tardía, problemas respiratorios y tetania. La tiroidectomía ambulatoria es riesgosa y no debe realizarse. La incidencia de hipoparatiroidismo se reduce de inmediato con el autotransplante en el esternocleidomastoideo de las paratiroides extirpadas. La ventaja de la tiroidectomía casi total para el carcinoma tiroideo diferenciado es que los focos multicéntricos son resecados y hay menos tejido tiroideo normal para competir con el cáncer, cuando realizamos gammagrafía o tratamiento con [131]I. La tiroidectomía subtotal se justifica en pacientes adultos menores de 45 años con un tumor <1 cm. de diámetro. Las disecciones de los músculos del cuello se evitan en el cáncer tiroideo diferenciado. Se receta L-Tiroxina de 0.05 a 0.1 mg/día inmediatamente depuse de la cirugía, pues debemos mantener la TSH de la sangre un poco deprimida. El seguimiento en el cáncer tiroideo diferenciado es permanente. Una gammagrafía con ^{131}I de cuerpo total se debe realizar después de 3 meses después de la cirugía. La T4 se suspende seis semanas antes del estudio, ocasionando un hipotiroidismo para que el descenso de la TSH estimule la captación de yodo y libere la tiroglobulina del tumor residual o de la tiroides normal, se debe evitan alimentos que contengan yodo y medio de contrate. Las metástasis en el encéfalo se tratan con cirugía, pues la radiación o el yodo radiactivo no funcionan. Las recidivas voluminosas en el cuello también se benefician con cirugía.

12.11.2. Tratamiento médico y quimioterapia

Los pacientes sometidos a tiroidectomía por cáncer deben tomar de por vida L-Tiroxina. Se debe controlar los valores de la TSH. En el carcinoma diferenciado, incluyendo el de células de Hürthle, se debe dar tratamiento con T4 en dosis que supriman la TSH sérica sin causar tirotoxicosis. Los carcinomas de la tiroides son extraordinariamente resistentes a la quimioterapia.

12.11.3. Tratamiento con IRA

Los pacientes deben estar hipotiroideos para iniciar el tratamiento con ^{131}I, para que la secreción elevada de TSH estimule las células cancerosas a absorber más activamente el yodo radioactivo y se reduzca la eliminación renal de éste. Para evitar las molestias del hipotiroidismo recomendamos suspender la T4 (tiene vida media larga), por ocho semanas antes del tratamiento con [131]I y lo reemplazamos con T3 (tiene vida media corta), 12.5 microgramos dos veces al día PO. Seis semanas antes del tratamiento con ^{131}I, se incrementa la T3 a 25 microgramos dos veces al día PO. La T3 se suspende 17 días antes del tratamiento con [131]I. La tirotropina no estimula suficientemente la captación del ^{131}I para lograr una adecuada ablación con ^{131}I del cáncer de tiroides. Por último, la tirotropina produce eutiroidismo y por lo tanto una depuración renal muy elevada del IRA reduciendo su eficacia. Desde dos semanas antes del tratamiento con ^{131}I, una dieta baja en yodo es indispensable. La TSH debe estar > 30 microU/mL), también hay que titular tiroglobulina y hCG en las mujeres en edad reproductiva, pues las embarazadas no deben recibir tratamiento con IRA. Las mujeres deben evitar embarazarse al menos cuatro meses después del tratamiento con [131]I. Los hombres generan espermatozoides anormales hasta seis meses desde este tratamiento, por tal razón hay que usar anticonceptivos durante ese tiempo. En carcinoma papilar o folicular > 15 cm. de diámetro y a los que mantienen una captación de IRA en el lecho tiroideo luego de una tiroidectomía casi total, se administra [131]I sódico, 30 a 50 mCi (1110 a 1850 MBq) PO. Los pacientes con captación extratiróidea por metástasis, se los hospitaliza y se administra dosis superiores a 150mCi (5550 MBq) de ^{131}I PO, luego se hace una gammagrafía de cuerpo entero para detectar las metástasis no visibles anteriormente. Cuatro días después del tratamiento con ^{131}I, se reinicia la T3 a 25 microgramos dos veces al día por una semana. La siguiente semana se reduce a 5 microgramos dos veces al día y al mismo tiempo reinstalamos la T4 hasta lograr la dosis total de reemplazo tiroideo.

El 35% de los pacientes con carcinoma tiroideo metastásico diferenciado tiene mala captación del yodo radioactivo en las metástasis y el litio inhibe la liberación de ^{131}I del cáncer tiroideo diferenciado y puede aumentar la dosis de la radiación absorbida. Esta aseveración no está documentada prospectivamente. El tratamiento con ^{131}I en dosis superiores a 100 mCi (3799 MBq) puede ocasionar sialoadenitis, gastritis, oligospermia temporal y xerostomía. La sialoadenitis y la xerostomía se previenen con amifostina 500 mg/m^2 intravenosa después de la dosis alta de IRA. Las dosis acumuladas superiores a 500 mCi pueden originar infertilidad, pancitopenia (4%) y leucemia (0.3%). Los pacientes con insuficiencia renal crónica requieren reducir al 20% la dosis usual de ^{131}I.

12.11.4. Tratamiento de otras neoplasias malignas de la tiroides

Los carcinomas anaplásicos del tiroides requieren resección y radiación local. La Lovastatina, un inhibidor de la hidroximetilglutaril coenzima A (HMG-CoA), ha demostrado que produce diferenciación y apoptosis *in vitro* de las células del carcinoma anaplásico tiroideo; pero no hay estudios clínicos. Este carcinoma no responde al tratamiento con ^{131}I y es resistente a la quimioterapia. Los linfomas MALT de la tiroides tienen poca recurrencia después de la tiroidectomía simple. Otros linfomas tiróideos se tratan con radioterapia externa y si es diseminado se añade quimioterapia. Los linfomas sistémicos que incluyen a la tiroides se tratan con quimioterapia. Los pacientes con carcinoma medular del tiroides se tratan con cirugía, generalmente se realizan disecciones repetidas del cuello. Los que tienen mutaciones del protooncogén *ret* se les recomienda tiroidectomía total profiláctica, muchas veces desde los seis años. Este cáncer no capta el ^{131}I.

12.11.5. Radioterapia externa

Solo funcionan para las metástasis óseas.

12.12. Control

El carcinoma diferenciado de la tiroides requiere control permanente por la recurrencia o metástasis. El screening incluye palpación del cuello, examen físico y TSH. La tirotoxicosis corresponde a T4 excesiva o evidencia metástasis funcionantes. Los que más requieren vigilancia son los que tienen metástasis descubiertas y los que tienen tiroglobulina constantemente elevada o anticuerpos antitiroglobulina positivos. En los eutiroideos después de una tiroidectomía, la tiroglobulina en sangre tiene una sensibilidad del 62% en la detección de metástasis en estos casos no sirve para la vigilancia.

12.12.1. Gammagrafía de cuerpo entero con IRA (^{131}I O ^{123}I)

Es el examen de imagen de elección para diagnosticar un cáncer tiroideo diferenciado metastásico, además se define la idoneidad del paciente para el tratamiento con ^{131}I.

El isótopo ^{131}I se usa en dosis < 3 mCi (111 MBq) o también se puede utilizar el isótopo ^{123}I en dosis de 5 mCi (185 MBq) que no bloquea los tumores y permite que la tomografía computarizada por emisión de fotón único (SPECT) ubique mejor las metástasis. 4 meses después de la cirugía del carcinoma diferenciado del tiroides se realiza la primera gammagrafía de cuerpo entero con IRA, se detectan un 65% de las metástasis, pero con una preparación óptima. Lo primero una tiroidectomía total o casi total, para evitar que tejido normal compita el IRA con las metástasis que tienen menos avidez por el yodo. El paciente debe tener una dieta pobre en yodo dos semanas antes y evitar el medio de contraste yodado intravenoso al menos dos meses antes de la gammagrafía, además, deben tener la TSH elevada para estimular a las metástasis a captar más IRA y hacerlas visibles al estudio. El único mecanismo es llegar al hipotiroideo o administrándole tirotropina humana recombinante sintética.

12.12.1.1. Gammagrafía con Radioisótopo Estimulada con Hipotiroidismo

Se provoca un hipotiroidismo, ya que la TSH elevada estimula la captación de IRA y la producción de tiroglobulina en el cáncer tiróideo o en el tejido tiróideo residual. El siguiente protocolo es necesario para evitar los malestares del hipotiroidismo: ocho semanas antes examen se suspende la T4 se reemplaza con T3 en dosis de 12.5 microgramos dos veces al día PO. Seis semanas antes de la gammagrafía se incrementa la T3 a 25 microgramos dos veces al día PO. La T3 se suspende 17 días antes de la gammagrafía con IRA. Antes del examen la TSH en sangre debe estar > 30 microU/mL, se hace hCG para embarazo y tiroglobulina sérica. Luego de la gammagrafía con IRA o cuatro días después del tratamiento con ^{131}I, se reanuda la T3 en dosis de 25 microgramos dos veces al día por una semana, la siguiente semana se reduce la T3 a 12.5 microgramos dos veces al día, al mismo tiempo, se reanuda la T4 hasta llegar a la dosis completa de reemplazo tiroideo.

12.12.1.2. Gammagrafía Estimulada con Tirotropina

Las inyecciones de tirotropina alfa (TSH humana recombinante o rhTSH) estimulan la captación de IRA y la producción de tiroglobulina en el cáncer de tiroides diferenciado o en la tiroides residual. La tirotropina requiere refrigeración y se debe seguir el siguiente protocolo: los 2 primeros días se administra por vía intramuscular 0.9 mg. De tirotropina, el tercer día mide la TSH y tiroglobulina en sangre. Si todo está bien se administra el IRA en la dosis adecuada para el examen. El quinto día se mide en sangre la tiroglobulina y se hace la gammagrafía de cuerpo entero. Los efectos indeseables de la tirotropina son náusea (11%) y cefalea (7%). Puede presentarse hipertiroidismo en pacientes que tengan metástasis abundantes o tiroides residual normal. La tirotropina ha producido complicaciones neurológicas en el 7% de los pacientes con metástasis en sistema nervioso central. Este examen tiene una sensibilidad del 84%. Sin embargo, los anticuerpos antitiroglobulina hacen que los niveles de tiroglobulina no sean interpretables. La estimulación con tirotropina no prepara a los pacientes para el tratamiento con ^{131}I hay que llevarlos al hipotiroidismo.

12.12.2. Ecografía

La ecografía del cuello es complementaria a la palpación en todos los pacientes con sospecha de cáncer de tiroides. Este procedimiento es más efectivo que el TA y la IRM para la búsqueda de metástasis recurrentes en ganglios linfáticos.

12.12.3. PET

La PET de cuerpo entero con ^{18}EDG es de elección para detectar metástasis por un cáncer de tiroides, en especial las que no se hayan visto en la gammagrafía con IRA. La PET detecta la actividad metabólica del tejido tumoral. Este examen se lo debe realizar con el paciente con hipotiroidismo cuando se trata de un carcinoma de tiroides diferenciado. Detecta especialmente las metástasis de los carcinomas medulares.

12.12.4. Otros estudios

La gammagrafía con talio 201 (^{201}Tl) detectar carcinoma tiróideo diferenciado metastásico cuando la gammagrafía con ^{131}I es normal y se mantiene elevada la tiroglobulina. La IRM es de elección en las metástasis mediastínicas y óseas. La TC es electiva para las metástasis pulmonares. Los pacientes con carcinoma papilar deben tener por lo menos dos gammagrafías con ^{131}I negativas consecutivas para declararlos en remisión.

12.13. Pronóstico

El pronóstico del carcinoma tiroideo diferenciado (papilar y folicular) es bueno, más aún en adultos menores de 45 años. La edad avanzada, sexo masculino, metástasis ósea o cerebrales, grandes metástasis pulmonares y falta de captación del ^{131}I en las metástasis tienen mal pronóstico. Las células altas, columnares y las de tipo esclerosante difuso en los carcinomas papilares tienen mayor riesgo de recurrencia.

Las metástasis cerebrales se presentan en el 1 % de los pacientes y la supervivencia se reduce a 1 año, sin embargo, la cirugía mejora el pronóstico. El carcinoma folicular genera una mortalidad tres veces más alta que el carcinoma papilar. El carcinoma folicular de células de Hürthle es más agresivo. Los pacientes con tumores primarios mayores a 1 cm. de diámetro que se realizan tiroidectomía subtotal o lobectomía la mortalidad se incrementa al doble que en los que se le practicó tiroidectomía total o casi total. Los pacientes que no han recibido tratamiento con ^{131}I incrementan la mortalidad al doble en 10 años y al triple en 25 años sobre los que no lo recibieron. La recurrencia de este cáncer es el doble en hombre que en mujeres y 1.7 veces más frecuente en tumores multifocales que en los unifocales.

Clasificación por Tumor-Ganglio-Metástasis (TNM) y supervivencia en adultos con cáncer tiroideo diferenciado

Etapa	Descripción	Supervivencia a cinco años	Supervivencia a diez años
1	Menor de 45: cualquier T o N, no M Mayor de 45: T < 1 cm. no N, no M	99%	98%
2	Menor de 45: cualquier T, N o M Mayor de 45: T > 1 cm. limitado al tiroides, no N, no M	99%	85%
3	Mayor de 45: T más allá de cápsula tiroidea, no N, no M; o cualquier T, N regional, no M	95%	70%
4	Mayor de 45: cualquier T, N o M	80%	61%

El carcinoma medular esporádico presenta compromiso ganglionar linfático con el diagnóstico y no hay metástasis distales durante años, la supervivencia a 5 años es del 82% y a 10 años del 69%. Mientras que los familiares o los que están relacionados con NEM 2a son menos agresivos.

El carcinoma medular en mujeres menores de 40 años tiene mejor pronóstico. También mejora el pronóstico los que se someten a tiroidectomía total y disección del cuello, la radioterapia reduce la recurrencia en los pacientes con metástasis en los ganglios del cuello.

La mortalidad aumenta 4.5 veces más cuando el tejido tumoral primario o metastásico se tiñe intensamente con el antígeno mielomonocítico M-I; mientras, que los tumores que se tiñen intensamente con inmunoperoxidasa para calcitonina, tienen una supervivencia prolongada incluso en presencia de metástasis importantes.

Con el carcinoma anaplásico el 10% sobrevive un año y 5 años el 5%. Los pacientes con tumores completamente localizados en la IRM tienen un mejor pronóstico. Los pacientes con linfoma localizado tienen casi el 100% de supervivencia en cinco años. Y fuera de la tiroides la supervivencia es del 63% en 5 años. Sin embargo, la asociación del tejido linfático con mucosa (MALT) mejora el pronóstico. Los pacientes que llegan con estridor, dolor, parálisis del nervio laríngeo extensión mediastínica, empeoran.

Capítulo 13

Evolución de los métodos de diagnóstico instrumentales

13. Evolución de los métodos de diagnóstico instrumentales

13.1. Recuerdo histórico

En los últimos 40 años Los métodos de DIAGNÓSTICO de las patologías tiroideas han cambiado revolucionariamente En los últimos 46 años, tanto en sensibilidad, como en especificidad. Gran cantidad de veces no conocemos la causa de una patología tiroidea, pero el diagnóstico lo hacemos con gran precisión. La tiroides hay que analizarla desde tres aspectos: Funcional, Morfológico y de su Estructura Intima (no corresponde al estudio Histológico). Hay métodos diagnósticos que lo hacen desde un doble aspecto, el Morfofuncional. La historia clínica nos permite, en muchas veces, diagnosticar alteraciones tiroideas funcionales y/o morfológicas. El maestro Marañón decía: *el Hipotiroidismo es la única enfermedad que se puede diagnosticar por teléfono.* La voz de un hipotiroideo severo es característica, tanto como lo es su propia cara. Sin embargo, no es suficiente hacer un diagnóstico, es necesario evidenciarlo. En 1960 solo se podían hacer pruebas de Metabolismo Basal, basadas en el consumo de oxígeno, que estaba en relación con la actividad funcional del tiroides, alto en hiperfuncionalidad y bajo en las situaciones hipofuncionales. El yodo unido a proteínas (PBI) era un examen de laboratorio muy difícil de realizarlo fuera de los hospitales y centros de investigación por su complejidad. Era una técnica muy valiosa pero influenciada por la concentración de las propias proteínas transportadoras en la sangre, que varía en muchas circunstancias.

Recién en 1960 pudimos disponer en los países de América del Sur, el yodo radiactivo (I-131) y equipos rudimentarios para la medición de la radiactividad en sangre y en la tiroides. El I-131, que se administraba PO en forma de líquido o cápsulas, era captado en la tiroides por la *trampa de yodo* proporcionalmente a la funcionalidad de la glándula. Conociendo la actividad de la dosis de I-131 administrado se podía calcular el porcentaje de ese yodo "atrapado" en las tiroides a las 2 y 24 horas de la administración de la dosis. Esta curva de captación era un índice objetivo de la actividad funcional de la glándula. Esta curva de captación valoraba la función, pero también permitió valorar la Morfología de la Tiroides. En aquel tiempo, el clínico palpaba el cuello y se encontraba: con una glándula normal (cuando no la palpaba), si la palpaba de forma dudosa era un Bocio grado I, si la palpaba claramente era un Bocio grado II, si podía ver lo que palpaba era un Bocio grado III y por último, los Bocios monstruosos, que ahora solo se deben ver excepcionalmente, eran Bocios grado IV. Además, con la palpación se podía encontrar una superficie lisa o irregular: Bocio Difuso o Bocio Nodular y eso era todo. El I-131 se fija en el tiroides, luego se hizo un registro de distribución del I-131 en la glándula y se encontró que, en la tiroides y particularmente en la tiroides nodular, había *zonas calientes* y *zonas frías*. Las calientes fijaban más I-131 que el tejido de alrededor y las frías no fijaban I-131 en absoluto. Todavía se mantiene esa clasificación de los nódulos y esta técnica se denominó *scanning tiroideo*, (*scan* se refiere al barrido de los electrones en las pantallas de TV o del PC), que todavía se usa en muchos lugares de Latinoamérica. También se le dio el nombre de *Centelleografía Tiroidea*, esta técnica, pero modernizada, se sigue utilizando de forma rutinaria y hablaremos de ella específicamente, más adelante. En los años 70 se conocía bastante sobre la biosíntesis de las hormonas tiroideas. Los trazadores radiactivos y en particular el I-131 eran métodos valiosos para estudiar la bioquímica en el organismo. Esta técnica es la base para la secuenciación de los aminoácidos del DNA y de los estudios del genoma.

En los 70 conocíamos las hormonas tiroideas y en general como se formaban, pero no podíamos detectarlas en la sangre. El radioinmunoanálisis y el inmunoanálisis en general nos permitieron cuantificarlas. Igualmente se siguen utilizando y también hablaremos de ella más adelante. En los años 80 aparece y se generaliza la Ecografía y en los 90 el uso del Eco-Doppler para el estudio de la vascularización tiroidea, todo esto nos permite completar el estudio morfológico de la tiroides, como un complemento de la gammagrafía a la que a veces sustituye.

13.2. Hormonas

Los niveles de hormonas tiroideas en sangre nos aportan una prueba directa de la funcionalidad de la glándula. Sin embargo, en el hipotiroidismo e hipertiroidismo subclínicos tiene más valor la TSH que es una medida indirecta de la función tiroidea. Sucede que el mecanismo de regulación hipofisario es tan preciso, que alteraciones mínimas se reflejan con gran claridad a través de la concentración de TSH sérica. Además, para la valoración de la TSH disponemos de técnicas de tercera generación denominadas ultrasensibles. Con carácter general debemos señalar que la concentración de las hormonas tiroideas y de la TSH en sangre se encuentra en niveles de microgramos y nanogramos, para lo cual se requieren técnicas de radioinmunoanálisis o en general de inmunoanálisis competitivo muy sofisticados.

Las pruebas usadas más frecuentemente en la práctica médica son las inmunovaloraciones séricas para TSH, tiroxina libre (T4L), tiroxina total (T4), captación de T3 o T4 por resina (CT3 o 4-R) e índice de tiroxina libre (IT4L).

13.2.1. Tiroxina (T4)

La Tiroxina Total (TT4) engloba la Tiroxina Ligada a las Proteínas y la Tiroxina Libre (T4L). La Tiroxina circula en su casi totalidad (99.97%) ligada a las proteínas, fundamentalmente la TBG (Globulina Fijadora de Tiroxina). La Tiroxina Ligada a la TBG es inactiva. Solo el 0.03 % de la T4 que medimos, y que corresponde a la T4 Libre y tiene actividad hormonal. Aunque la tiroxina total en sangre se altere por influencia de las proteínas transportadoras, no se llega a alterar los niveles de T4L. Sin embargo, medimos la T4 por dos razones: en primer lugar, por costumbre y en segundo lugar, como las valoraciones de hormonas tiroides son bastante delicadas, si disponemos de los dos datos, T4 y T4L, el clínico y el propio laboratorista tienen dos factores a ponderar. Si hay divergencias que se repiten tenemos que analizar la TBG. Este tipo alteraciones son en ciertas circunstancias como el embarazo o en algún tipo de tratamiento. Un tercer motivo es que, en el tratamiento del Hipertiroidismo, para el ajuste de dosis de medicación antitiroidea es más fácil seguir las variaciones de la Tiroxina que las de la T4 Libre. Los niveles normales de T4 se encuentran entre 4.5 y 12.5 microgramos/decilitro o expresado en otras unidades entre 55 y 160 nanomoles/Litro. Debemos de señalar que tanto en el caso de la T4 como del resto de las hormonas tiroideas cada laboratorio puede dar los resultados en unidades diferentes, por lo que siempre junto a los resultados se indican los niveles de normalidad en la unidad correspondiente.

La glándula tiroidea secreta T4 y también pequeñas cantidades de T3, la hormona activa. La mayoría de la T3 circulante se origina a partir de la deiodinación de la T4 en los tejidos periféricos. Para efectuar la acción genómica, la T4 tiene que convertirse en T3. De las tres deiodinasas que intervienen en el metabolismo de las hormonas tiroideas, la deiodinasa tipo 1 (D1) que se expresa fundamentalmente en la glándula tiroidea, es la principal responsable de la transformación de T4 a T3. Se estima que la D2 interviene en el control de sus concentraciones, contribuyendo a limitar el acceso de las hormonas tiroideas a los tejidos, durante los procesos de desarrollo y reparación tisular. La acción conjunta de D2 y D3 sería responsable del control intracelular de la disponibilidad de T3. (Hawkins, 2017)

Factores que alteran falsamente la T4 sin afectar el estado clínico

FACTORES QUE AUMENTAN LA T4	FACTORES QUE DISMINUYEN LA T4
Error de laboratorio	**Error de laboratorio**
SIDA (incremento de la TGB)	**Enfermedades graves** (insuficiencia
Enfermedad aguda (hepatitis viral,	renal crónica, cirugía mayor, deprivación
hepatitis crónica activa,	calórica)
cirrosis biliar primaria, porfiria	**Problemas psiquiátricos agudos**
intermitente aguda, SIDA)	**Cirrosis**
Estrógeno alto (también pueden	**Síndrome nefrótico**
incrementar T3)	**Deficiencia hereditaria** de globulina
Anticonceptivos orales (con	fijadora de tiroides (TGB)
estrógeno), Embarazo, Tratamiento con	**Fármacos**
reemplazo de estrógeno, Tamoxifeno,	Ácido nicotínico, Andrógenos,
Problemas psiquiátricos agudos	Asparaginasa, Carbamazepina,
Hiperémesis gravídica y mareos	Fenclofenaco, Fenilbutazona,
matinales (también pueden	Fenobarbital, Fenilhidantoína (T4 baja
aumentar T3)	hasta 2 microgramos/dL), Fluorouracilo,
Anormalidades familiares en la	Glucocorticoides, Halofenato (reduce los
fijación de hormona tiroidea	triglicéridos y el ácido úrico), Hidrato de
Resistencia generalizada a la	doral, Mitotano, Salicilatos (dosis
hormona tiroidea	grandes), Sertralina, Tratamiento con
Fármacos	triyodotironina (T3)
Amiodarona, Anfetaminas, Clofibrato,	
Heparina (método de diálisis), Heroína,	
Metadona (también aumenta T3),	
Perfenacina, Tratamiento de reemplazo	
con levotiroxina (T4)	

13.2.2. Tiroxina libre (T4L)

Las cifras de Tiroxina Libre reflejan exactamente la actividad y cuantía de esta hormona disponible para actuar a nivel periférico, dentro de las células. Una T4L alta significa hiperfunción tiroidea y la T4L baja, hipofunción. Pero, una T4L normal no significa que todo esté bien. Los receptores hipotálamo-hipofisarios son de una sensibilidad extraordinaria y podemos encontrar una elevación de la TSH, moderada pero significativa, con niveles normales de hormonas tiroideas en sangre. Esto ocurre en los Hipotiroidismo Subclínico.

13.2.3. Triyodotironina (T3) y triyodotironina libre (T3-L)

La Triyodotironina se encuentra en sangre ligada a la globulina TBG y también en una proporción igualmente elevada (99.7%), circulando en forma libre solo el 0.3 %. Sin embargo, hay un equilibrio en el que siempre hay T4 convirtiéndose en T3 y esto ocurre en la tiroides, sangre y a nivel intracelular. La valoración analítica de la T3 es similar a la de la T4L y se realiza por los mismos métodos. La cuantía de la T3 es mucho más baja que la de la T4. La valoración de la T3 Libre es muy complicada y se realiza solo en centros de investigación. No es imprescindible. La cuantificación de la

T3 en sangre no es imprescindible, pero es la única forma de diagnosticar el Hipertiroidismo-T3 que es muy poco frecuente.

13.2.4. Captación de T3 o T4 en resina

Ésta es una prueba inversa indirecta de las proteínas fijadoras de tiroides (TBP) del suero, es decir, es alta cuando las proteínas fijadoras de tiroides son bajas. La valoración implica agregar T3 o T4 marcadas a una muestra de suero para que compita con la tiroxina del paciente para fijación en las TBP. A continuación, esta mezcla se agrega a una resina fijadora de hormona tiroidea. Luego, la resina se somete a valoración de su captación de material marcado. Una captación alta por la resina indica que el suero del paciente contiene cantidades bajas de TBP o altas de tiroxina. La prueba se usa para corregir una medición de tiroxina sérica total en relación con el efecto de aumento o disminución de la fijación, creando un índice de tiroxina libre. Se observa una captación baja en resina (TBP alta) en pacientes que reciben tratamiento con estrógenos, embarazo, hepatitis aguda, aumento genético de TBP e hipotiroidismo. Con enfermedades graves puede apreciarse una captación baja de resina con TBP baja. También hay una captación alta por la resina (TBP baja) con la enfermedad hepática crónica, síndrome nefrótico, administración de esteroides anabólicos y glucocorticoides.

13.2.5. Índice de tiroxina libre

El producto de T4 y la captación de T3 por resina (T4 x captación de T3) ayuda a corregir las anormalidades de la fijación de T4. Sin embargo, una buena valoración de tiroxina libre (T4L) es más precisa. El IT4L, cuando se calcula con el uso de CT3 -R, puede estar aumentado en pacientes eutiroideos con hipertiroxinemia disalbuminémica familiar que es de carácter autosómico dominante benigno en el cual una molécula anormal de albúmina fija T4 con una afinidad mucho mayor que T3. La CT3-R no se encuentra disminuida (no compensa el aumento de fijación, como lo haría el exceso de TBG) porque la T3 utilizada en la valoración CT3-R no se afecta significativamente. Los valores séricos de tiroxina libre (T4L) y TSH son normales.

13.2.6. Hormona estimulante del tiroides (TSH)

A partir de 1990 disponemos de técnicas denominadas ultrasensibles que permiten valorar niveles de TSH en sangre de 0.01 microunidades/mililitro, son las técnicas de

3ª generación. Con este nivel de sensibilidad, la valoración de TSH se ha convertido en el método más valioso para el estudio de las alteraciones funcionales tiroideas.

13.2.7. Valoración de la TSH sérica

Hemos dicho que el nivel de sensibilidad del sistema de regulación hipotálamo-hipofisario es tan preciso que las variaciones de la TSH en sangre reflejan con absoluta precisión la demanda o saturación del organismo en hormonas tiroideas. Actualmente la TSH es el marcador más preciso que nos permite diagnosticar disfunciones tiroideas antes de que el paciente llegue a preciar alguna molestia. Es el diagnóstico de los *estados preclínicos*. Se han considerado durante mucho tiempo como valores normales de 0.1 a 5.0 microunidades/ml. Sin embargo, debemos afinar un poco por lo de los Estados Preclínicos. Vamos a establecer el límite superior de la normalidad en 3.0 microunidades/ml., pero hay autores que encontraron en estudios de seguimiento de pacientes durante años, el riesgo de hipotiroidismo con niveles séricos de TSH > 2.0. En el nivel bajo un valor de 0.1 microunidades/ml. es ya sospechoso de una situación de Hipertiroidismo subclínico, aunque el resto de los valores hormonales sean normales.

13.2.8. La TSH y el control del tratamiento

En el Hipertiroidismo la medicación antitiroidea bloquea la organificación del yodo en la tiroides, lo ideal es mantener la TSH entre 0.2 y 2.0 microU/ml. Si la TSH persiste en 0.1 microU/ml o por debajo, el bloqueo de la producción de la hormona tiroidea es insuficiente. La TSH por encima de 2.0 microU/ml indica que el bloqueo puede ser excesivo y hay que disminuir la dosis de antitiroideos. En el tratamiento del Hipotiroidismo la situación es parecida, solo que a la inversa. Aquí se trata de complementar al paciente con hormona tiroidea también en la medida justa, si la dosis de L-Tiroxina es baja la TSH persistirá elevada y si es excesiva la TSH se aproximará a 0.1 microU/ml indicando sobredosificación y puede aparecer un Hipertiroidismo Iatrogénico.

13.3. Ecografía

La ecografía es el procedimiento que penetrar en la intimidad de la estructura de la tiroides. Los equipos son económicos, no requiere instalación especial es inocua para el paciente y de fácil realización. La interpretación depende de la experiencia.

13.3.1. Fundamentos de la ecografía

La ecografía utiliza un haz ultrasónico de una cierta frecuencia que penetra muy bien los líquidos del organismo y se refleja en las distintas estructuras. Las estructuras mas superficiales y la tiroides requieren, para su estudio, haces ultrasónicos de mayor frecuencia (sondas de 7.5 o 10 megahertzios). El ultrasonido atraviesa muy mal el aire y para eliminar el que queda entre la superficie de la sonda y la piel, se pone un gel transmisor. El estudio del tiroides debe de hacerse con sonda de 7.5 Mhz. y al menos 7 cm. de longitud, ya que el tiroides debe de estudiarse con secciones longitudinales y transversales.

13.3.2. Información de la ecografía en el estudio del tiroides

13.3.2.1. Tamaño de la glándula

La clasificación que recomienda la Organización Mundial de la Salud para valorar el tamaño de la tiroides es en grados: Grado 0, no se palpa; Grado I, se palpa; Grado II, se palpa y se ve; Grado III, muy grande. La ecografía nos permite medir hasta con milímetros el tamaño de la tiroides y con las tres dimensiones tenemos su volumen. Lo cual permite conocer la evolución de una Hiperplasia o un Bocio.

13.3.2.2. Ecogenicidad

La ecogenicidad es la capacidad de los tejidos para reflejar el ultrasonido. El tiroides puede tener:

- Ecogenicidad Normal. La tiroides se diferencia con gran claridad debido a la cápsula que lo rodea y su ecoestructura es uniforme.
- Alta Ecogenicidad. La tiroides aparece con una densidad similar a los tejidos circundantes y es de color claro. El aumento de su densidad sugiere un proceso fibroso.
- Baja Ecogenicidad. Cuando la glándula es más oscura que el tejido circundante (*tiroides negro*) se debe a un alto contenido en sangre. Esto se produce en la hiperfunción y cuando se eleva la TSH ya que esta estimula a la tiroides y ocasiona un aumento de los vasos sanguíneos.
- Ecogenicidad Heterogénea. Imágenes muy irregulares con áreas de distinta ecogenicidad y mal delimitadas, corresponden a Hiperplasias Multinodulares de Pequeños Nódulos o en fase no muy evolucionada.

- Imágenes Anecoicas. Son áreas sin ecos (*Zonas negras*) en la imagen y correspondientes a áreas de contenido líquido puro. Corresponden generalmente a zonas quísticas.

13.3.2.3. Definición de áreas nodulares

El más importante aporte de la ecografía es en el estudio de la Tiroides son las zonas nodulares. Hasta 1965 la valoración de las áreas nodulares era por palpación. En la valoración del tamaño de los nódulo tiróideos se lo hacía con la comparación que se le ocurría al médico (del tamaño de un guisante, de una avellana, de una nuez).

En 1965, en algunos ciertos países un poco antes y en otros un poco después, apareció la Gammagrafía. Pero en desde 1985 dispusimos de los primeros ecógrafos. Desde ese momento veíamos la tiroides *por dentro*. Los nódulos eran quísticos, sólidos o mixtos. La ecografía nos permite conocer: tamaño, límites, naturaleza estructura, contenido, vascularización, número y evolución de los nódulos. Por último, con la ecografía y la PAAF, que se describe a continuación, el médico dispone de datos de gran valor semiológico en el estudio de los Bocios Nodulares y puede adoptar una posición conservadora y de control. Antes todos estos pacientes iban a cirugía.

13.4. Gammagrafía

La Gammagrafía o Centelleografía Tiroidea obtiene una imagen de la glándula tiroides, aprovechando que la glándula, que utiliza el yodo en la elaboración de las hormonas tiroideas, lo *atrapa* de la sangre y lo almacena dentro de la ella. Los isótopos radiactivos son elementos químicos que, teniendo el mismo número atómico, tienen distinto número másico. El número atómico es el número de electrones que orbitan alrededor de núcleo del átomo y define sus características químicas. El número másico es la suma de electrones y neutrones del núcleo. El yodo radiactivo tiene las mismas características químicas que el yodo estable (tiene el mismo número atómico), pero tiene en su núcleo un exceso de energía (neutrones sobreañadidos) y se desprende de ella emitiendo unas partículas radiantes, rayos beta y gamma. La radiación beta altamente ionizante y con una penetración de solo milímetros es la que se utilizará con fines terapéuticos en el tratamiento el hipertiroidismo o en la terapia de ablación de restos después de la tiroidectomía en el cáncer de tiroides. Los rayos gamma son un tipo de radiación de alta energía y poco ionizante, muy parecidos a los rayos X y se emiten desde las zonas de tiroides donde se fija el radioyodo. Los rayos gamma emiten elementos radiactivos (*radiación electromagnética*) y puede registrarse en placas radiográficas, a esto se le llama *gammagrafía*. Pero los primeros sistemas de medición de las radiaciones gamma se llamaban "detectores de centelleo" porque aprovechaban el que esta radiación al chocar con unos cristales muy densos provocaba la formación en el cristal de *centelleos* que se registraban con un sistema fotoeléctrico.

13.4.1. Trazadores radiactivos en gammagrafía tiroidea

El radioyodo I-131 es un trazador radiactivo económico y cómodo para su manejo en los servicios de Medicina Nuclear, sobre todo en los países que no tienen centros productores de isótopos radiactivos. Tiene un periodo de semidesintegración de 8 días (tiempo de semidesintegración es el tiempo en el que un elemento radiactivo pierde la mitad de su actividad) y podía mantenerse en stock en los centros de Medicina Nuclear. En los años 70 se descubrió un elemento totalmente nuevo, elemento que no existe en la naturaleza y solo se puede obtener por medios técnicos, por esa razón le dieron el nombre de Tecnecio. Se concentra en el tiroides de la misma manera que el radioyodo, aunque no puede formar compuestos hormonales. Tiene un periodo de semidesintegración de solo 6 horas y por tanto puede usarse en dosis más altas que el radioyodo, además no hay riesgo de irradiación para el paciente, ya que no emite radiación beta. Es por tanto el elemento que se utiliza de forma universal. También hay otro radioyodo 123-I con un periodo de desintegración menor y con radiación beta de menor intensidad lo cual permite usar dosis mayores sin bloquear los tumores para tratamientos de IRA posteriores

13.4.2. Equipos usados en gammagrafía tiroidea

Un trazador 131-I, 123-I o 99mTc fijado en la tiroides requiere un equipo detector que permita analizar la distribución de ese isótopo dentro de la glándula. La cámara gamma es un cristal de yoduro sódico activado con talio de gran superficie acoplado a un focalizador puntiforme. La cámara gamma produce una señal analógica que se registra sobre una placa radiográfica en blanco y negro. Esta señal conectada a un conversor analógico-digital que se conecta a un ordenador no muy sofisticado y con esto se obtiene registros en color cuantificables por zonas.

13.4.3. Usos clínicos de la gammagrafía tiroidea

El Radioyodo (I-131 y I-123) y el Tecnecio (Tc-99m), se fijan a las células tiroideas funcionantes capaces de retener yodo, independientemente de que sean capaces de producir hormona tiroidea y su porcentaje de fijación es proporcional a la actividad de la célula. La concentración del yodo en el tiroides no es absolutamente específica. Pueden fijarse otros iones (bromuro, astato, pertecnetato y clorato). El transporte está relacionado con una ATPasa de membrana. La proteína responsable del transporte del yodo se la denomina sodium/iodide symporter, (NIS) y reside en la membrana basal del tirocito. Se han descrito déficit de NIS por alteración genética en algunos casos, pero es excepcional. Existen alteraciones del NIS en el cáncer de tiroides y puede que en los nódulos fríos. La organificación y elaboración de hormonas precisa de la conversión de yodo atómico en yodo ion por un proceso de oxidación activa, lo cual se realiza con la intervención de la Tiroperoxidasa (TPO) en presencia de H2O2. Esto explica la razón por la cual, en la tiroiditis inmunitaria, se encuentra afectada la formación de hormonas por la presencia de anticuerpos anti TPO y la captación de yodo por la tiroides es normal.

13.4.4. Tiroides normal e hiperplasia difusa

No hay diferencia apreciable en el aspecto morfológico entre el tiroides normal y la hiperplasia difusa, ya que la Gammagrafía no permite valorar las dimensiones de la glándula. Las dimensiones de la tiroides se obtienen por ecografía. En el *tiroides normal* aparecen los dos lóbulos tiróideos alrededor de la tráquea, unidos en la parte de abajo por el istmo, que forma una especia de puente, con la forma clásica de una mariposa. Con cierta frecuencia el lóbulo derecho es algo mayor que el izquierdo, aunque otras veces puede ser a la inversa. Los lóbulos dibujan una forma a una V, aunque cuando el istmo es bajo y ancho puede parecerse a una U.

Fuente: http://www.teoatienza.org/tiroides/revista/gamma.htm

Gammagrafía tiroidea digital normal

En la *hiperplasia difusa* la tiroides aumenta su volumen uniformemente y pueden no encontrarse diferencias o puede apreciarse un engrosamiento general. La distribución del trazador sigue siendo uniforme y proporcional al grosor el parénquima.

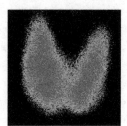

Fuente: http://www.teoatienza.org/tiroides/revista/gamma.htm
Hiperplasia difusa

13.4.5. Variantes de la normalidad

• Asimetría. Es común que el lóbulo derecho sea algo mayor que el derecho, en otras ocasiones puede ser, al contrario. Irregularidades en el perfil. Puede aparecer una prolongación de parénquima tiróideo sobre el istmo en dirección sentido cefálico (lóbulo piramidal). No debe confundirse con la imagen que puede aparecer entre ambos lóbulos y que corresponde a contaminación del esófago con trazador que procede de la secreción del 99m-Tc por las glándulas salivares. El médico nuclear hacer ingerir al paciente un sorbo de agua y esta imagen esofágica desaparece.

13.4.6. Circunstancias en las que se obtiene una imagen gammagráfica normal

Una imagen gammagrafía tiroidea es normal cuando la morfología tiroidea es normal y no existe un bloqueo iatrogénico o una tiroiditis subaguda. La imagen tiroidea es habitualmente normal en:

• Tiroides normal
• Hiperplasia difusa simple
• Hiperplasia difusa hiperfuncional (Graves)
• Tiroiditis inmunitaria crónica evolutiva (Hashimoto)

13.4.7. Alteraciones en la emigración de la tiroides. Tiroides ectópico

La gammagrafía es el método de elección para el diagnóstico de la tiroides ectópica. El tiroides se forma a partir de un grupo de células epiteliales situadas en la parte posterior de la lengua desde la que emigran hasta su localización habitual. Puede no producirse la emigración en absoluto y desarrollarse el tiroides en la parte posterior de la lengua. El pediatra o el otorrino descubren un nódulo en ese lugar, solicita una gammagrafía y diagnostica una tiroides lingual. El nódulo puede advertirse y palparse en la región submentoniana o cervical alta. Se plantea el diagnóstico diferencial con un quiste del conducto tirogloso o un quiste branquial, aunque estos suelen estar lateralizados. Si se trata de una tiroides ectópica la imagen es uy clara y definitiva. Debemos señalar que no hay el más mínimo problema desde el punto de vista de la radioprotección en solicitar el estudio de gammagrafía tiroidea incluso a un lactante. Con el trazador de uso habitual el 99m-Tc (Pertecnetato) no hay el más mínimo riesgo de irradiación, ni del niño, ni de la glándula. No debe de usarse I-131.

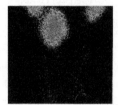

Fuente: http://www.teoatienza.org/tiroides/revista/gamma.htm

Tiroides submentoniano. Arriba glándulas salivares submaxilares

13.4.8. Nódulos tiróideos

El nódulo tiroideo es un aumento discreto, palpable y focal en la tiroides. Generalmente lo nota el paciente o lo descubre el médico durante la palpación del cuello y ha sido durante muchos años el motivo principal de la solicitud de una gammagrafía. Los nódulos pueden tener menos actividad funcional que el tejido tiroideo normal, aparecen en gammagrafía como un área de menos actividad (*nódulos fríos)*. Pueden ser solitarios, como es el caso del adenoma o múltiples como en la hiperplasia multinodular.

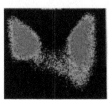 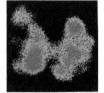

Fuente: http://www.teoatienza.org/tiroides/revista/gamma.htm

Nódulo "frío" único   Hiperplasia Multinodular

Para que un nódulo frío se pueda observar en gammagrafía es preciso que tenga un diámetro de aproximadamente 1 cm. Los más pequeños quedan ocultos por el tejido funcionante que los cubre. Pero los nódulos también pueden captar más trazador que el tejido tiroideo que los rodea (*nódulos calientes, inhibidores o no*). La gammagrafía no nos dice si son sólidos o quísticos y ni siquiera nos informa sobre su tamaño, solo nos dice si son o no funcionantes y esto es muy importante. Lo ideal es utilizar la gammagrafía y la ecografía que nos describe su estructura intima, mejor si se completa el estudio con Ecografía Doppler-Color que nos informa sobre el tipo de vascularización del nódulo.

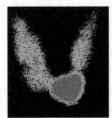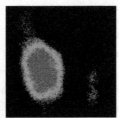

Fuente: http://www.teoatienza.org/tiroides/revista/gamma.htm
Nódulos funcionantes (*calientes*)

13.5. Punción citológica con aguja fina

Esta técnica como método de investigación de distintos órganos fue iniciada en el Uruguay por el Dr. Pedro Paseyro en 1938 y juntamente con el Dr. Piaggio Blanco y el Dr. Osvaldo Grosso, publicaron en l948 su experiencia en citología tiroidea, considerada pionera en la literatura mundial. Actualmente se realiza de forma sistemática en todo el mundo para la valoración de los nódulos tiróideos y del parénquima tiroideo en general. Es de muy fácil ejecución y valorada por un citólogo/a de experiencia es de un valor extraordinario para el diagnóstico y tratamiento de las enfermedades de la tiroides.

13.5.1. Técnica

La punción citológica con aguja fina investigación la glándula tiroides a través de la toma de una muestra directa de las células y líquido presentes en la glándula. Este examen se lo realiza ambulatoriamente, no requiere de preparación previa, ni anestesia, esta punción citológica se realiza mediante punción con aguja fina, calibre 24, que se adapta a una jeringuilla descartable de 10 ml. y está a un porta jeringuilla especial. Siempre se la realiza bilateralmente cuantas punciones sean necesarias y en las zonas requeridas. Mientras más punciones, mayor será la información obtenida, pero en la práctica se hacen un promedio de a 4 punciones, salvo excepciones. En algunos casos podemos realizarlas con guía ecográfica, esta ayuda eleva el índice de éxito. Es un procedimiento inocuo, económico y bien tolerado. La PAAF es prácticamente indolora gracias al calibre fino de la aguja. El material obtenido está constituido por células, líquido y cristales, se lo coloca en un portaobjetos, con el cual se realiza un frotis delgado deslizando otro portaobjetos, se los separa, uno se lo fija con alcohol al 95% y el otro se seca al aire. Se los colorea con la técnica de May Grunwald Giemsa y en casos especiales con el Papanicolau o con el Rojo Congo.

13.5.2. Utilidad

Su principal bondad es que se obtiene datos valiosos para el diagnóstico de la enfermedad de la glándula en pocos minutos. También podemos hacer diagnóstico entre varias afecciones de sintomatología similar y seguir la evolución de algunas de ellas, evacuar quistes, definir el tipo de cirugía y evitar intervenciones innecesarias. Su material también puede ser analizado caso de infecciones o de enfermedades malignas. La principal desventaja es la imposibilidad de poder diagnosticar patologías en las cuales se requiere tener la pieza operatoria, como es el caso de los tumores foliculares y las lesiones muy ocultas. Muchos consideran que la citología tiene como propósito principal la búsqueda de células cancerosas, pero el criterio debe ser más amplio, para nosotros nos aporta en el diagnóstico de la patología benigna que en la práctica es mucho más frecuente. Desde el punto de vista de la PAAF hay:

- Bocios difusos: pueden ser hiperplásicos (predominan células tiroideas medianas) o coloides (predominan células tiroideas pequeña y sustancia coloide)

- Bocios multinodulares: hay células tiroideas pequeñas, medianas y quistificación producida por células espumosas.

En las Tiroiditis:

- Tiroiditis Aguda: elementos de inflamación aguda.

- Tiroiditis Subaguda: o tiroiditis de De Quervain, hay células tiroideas destruidas, células gigantes multinucleadas, neutrófilos, células histioides y linfocitos. El valor diagnóstico es incuestionable.

- Tiroiditis Crónica y Enfermedad de Hashimoto: infiltración linfoide, plasmocitaria e histioide con presencia de células de Hürthle. Patología común e importancia del diagnóstico por punción.

- Tiroiditis de Riedel: es de escaso valor la punción, pues raramente es posible obtener material diagnóstico dado sus características.

- Tumores: son las menos frecuentes pero las más temidas.

La punción permite hacer diagnóstico positivo los siguientes casos: cáncer papilar, medular, indiferenciado, linfomas y metástasis tiroidea de un cáncer de otro órgano. En el cáncer folicular solo se puede hacer diagnóstico de sospecha, pues sus células son extremadamente similares a las normales, y solamente el hecho de invadir un vaso o la cápsula hace el diagnóstico de malignidad y eso solo se puede ver en la pieza operatoria.

Capítulo 14

**Técnicas quirúrgicas para la
glándula tiroides**

14. Técnicas quirúrgicas para la glándula tiroides

14.1. Lobectomía tiroidea

Se usa anestesia genera endotraqueal. El paciente es posicionado decúbito dorsal con un saco de arena bajo sus hombros y el cuello se extendido.

A. Se hace una incisión transversa en el cuello, se incide la piel y platisma, aproximadamente 2 cm. sobre la unión esternoclavicular. Los colgajos de la piel son levantadas por disección cortante y roma hasta el nivel del cartílago del cricoides y por debajo hasta la articulación esternoclavicular. Se corta la fascia en la línea media entre los músculos esternohioideo, se introduce un dedo bajo estos músculos a cada lado y se palpa la totalidad la glándula tiroides. El margen anterior del músculo del esternocleidomastoideo es expuesto y estos músculos son divididos transversalmente y retraídos hacia arriba y abajo, exponiendo el lóbulo que va a ser extirpado.

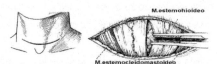

Fuente: Wise RA, Baker HW. (1968) Surgery of the Head and Neck.

B. El esternocleidomastoideo se separa lateralmente y el polo inferior del lóbulo es suavemente elevado. Las venas inferior y media tiroides son seccionadas y ligadas. Esto permite una elevación extensa y la rotación media del lóbulo.

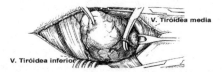

Fuente: Wise RA, Baker HW. (1968) Surgery of the Head and Neck.

C. Con la rotación la arteria tiroidea inferior puede identificarse transversalmente para alcanzar el de la glándula. A este nivel el nervio laríngeo recurrente cruza por debajo y debe identificarse. La identificación y aislamiento del nervio recurrente es lo más importante en cirugía de la tiroides, como lo es la identificación del nervio facial en la cirugía de la parótida. El tejido areolar que sujeta a la tiroides es suavemente dividido con disección roma desprendiéndola de la tráquea quedando visible el sulcus traqueoesofágico. La hemostasia meticulosa permite mantener identificado al nervio, esto es difícil en tejidos ensangrentados. El nervio pasa hacia arriba generalmente junto a la tráquea por debajo de la arteria tiroidea inferior. En el lado derecho el nervio cruza más oblicuamente justo por encima de la clavícula, mientras que, en la izquierda, su curso es casi vertical. La disección cuidadosa permite identificar al nervio recurrente a este nivel, cuando va hacia arriba y cruza, normalmente, bajo la arteria.

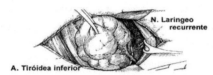

Fuente: Wise RA, Baker HW. (1968) Surgery of the Head and Neck.

D. Una vez identificado el nervio se divide y liga la arteria tiroidea inferior. El lóbulo se desplaza más hacia la línea media y la disección se continua hacia arriba, a lo largo del curso del nervio hasta su entrada en la laringe. El nervio se lo mantiene a la vista en todo momento. Cuando el lóbulo tiroideo se diseca lejos del nervio recurrente, se ligan varios vasos sanguíneos pequeños.

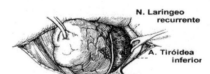

Fuente: Wise RA, Baker HW. (1968) Surgery of the Head and Neck.

E. Cuando el nervio recurrente ha sido ubicado en todo su recorrido desde la arteria tiroidea inferior hasta su ingreso a la laringe detrás de la articulación cricotiroidea, pueden seccionarse los vasos del polo superior de la tiroides. La exposición es obtenida por disección en el plano avascular entre la tráquea y el polo superior de la glándula. El lóbulo se tira suavemente hacia abajo y se ponen pinzas hemostáticas para asegurar los vasos que luego son seccionados y ligados, en este procedimiento debemos identificar el nervio laríngeo superior y protegerlo. La pérdida de control sobre la arteria tiroidea superior produce hemorragia que puede ser difícil manejar. Por esta razón, los vasos del polo superiores son generalmente asegurado con 3 pinzas o son ligados con sutura transfictiva antes de la división.

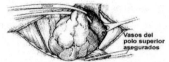

Fuente: Wise RA, Baker HW. (1968) Surgery of the Head and Neck.

F. En este momento se eleva el lóbulo y se lo libra de la tráquea por disección cortante. A menudo hay bandas fibrosas que lo ligan íntimamente a la tráquea y al cartílago cricoides. El istmo es seccionado con pinzas más allá de la línea media. Si un lóbulo piramidal está presente debe ser extirpado.

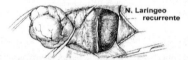

Fuente: Wise RA, Baker HW. (1968) Surgery of the Head and Neck.

G. El músculo de la esternohioideo seccionados se aproximan con varias suturas de colchonero. Los músculos son aproximados en la línea media. Un dren pequeño se pone en el lecho tiroideo y se saca entre los músculos esternohioideo y esternocleidomastoideo.

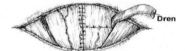

Fuente: Wise RA, Baker HW. (1968) Surgery of the Head and Neck.

H. La herida se cierra por aproximación separadamente, primero el platisma y luego la piel.

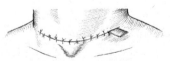

Fuente: Wise RA, Baker HW. (1968) Surgery of the Head and Neck.

14.2. Tiroidectomía subtotal

Esta operación se realiza para tratar la tirotoxicosis. Su objetivo es remover 7/8 o 9/10 del tejido tiroideo funcionante. El procedimiento puede usarse de vez en cuando para un bocio de multinodular. La anestesia es general endotraqueal y el paciente se posiciona en decúbito dorsal con los hombros elevados y el cuello se extendió.

A. la exposición es similar a la de la lobectomía tiroidea. Sin embargo, los músculos anteriores del cuello son divididos y retraídos en ambos lados.

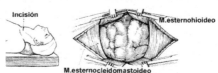

Fuente: Wise RA, Baker HW. (1968) Surgery of the Head and Neck.

B. Se inicia la cirugía de un lado seccionando las venas tiroideas medias e inferiores y ligándolas. El lóbulo es elevado y girado medialmente y la arteria tiroidea inferior expuesta. Se identifica el curso del nervio laríngeo recurrente por debajo o encima de la arteria tiroidea inferior. La arteria es dividida y ligada. Se identifican las glándulas del paratiroides, son globulares de 1-3 mm. de tejido parduzco en la superficie posterior del lóbulo tiroideo o en el tejido de areolar de adyacente.

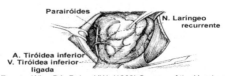

Fuente: Wise RA, Baker HW. (1968) Surgery of the Head and Neck.

C. El polo superior del lóbulo se aísla y los vasos del polo superior se seccionan y ligan. El recorrido del nervio laríngeo superior es protegido.

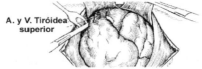

Fuente: Wise RA, Baker HW. (1968) Surgery of the Head and Neck.

D. sobre una línea de incisión en la superficie posterior del lóbulo se selecciona a una distancia segura del nervio recurrente y las paratiroides. Se ponen pinzas apareadas en la cápsula tiroidea por las ramas de la arteria tiroidea inferior a lo largo de esta línea y las incisiones se hacen entre las pinzas. Los vasos son individualizados y ligados cuando son identificados.

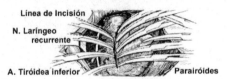

Fuente: Wise RA, Baker HW. (1968) Surgery of the Head and Neck.

E. Luego se ponen pinzas en el tejido profundo de la tiroides y se continua con la sección hacia la tráquea. Solo queda una pequeña porción de tejido tiroideo adherido a la cápsula en la parte posterior. Se hace hemostasia en numerosos vasos pequeños con la incisión final del lóbulo.

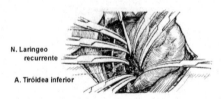

Fuente: Wise RA, Baker HW. (1968) Surgery of the Head and Neck.

F. El istmo de la tiroides es elevado de la línea media de la tráquea por disección roma y es dividido entre pinzas. El lóbulo es elevado y se completa la disección en su parte anterior.

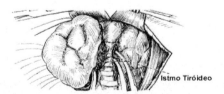

Fuente: Wise RA, Baker HW. (1968) Surgery of the Head and Neck.

G. La hemostasis se completa ligando cuidadosamente otros vasos sangrantes pequeños. Se ponen suturas para aproximar el borde cortado de la cápsula tiroides y asegurar plenamente la hemostasis.

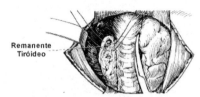

Remanente
Tiróideo

Fuente: Wise RA, Baker HW. (1968) Surgery of the Head and Neck.

H. El mismo procedimiento se repite en el lado opuesto. Si un lóbulo piramidal está presente también es resecado. La herida se inspecciona cuidadosamente para controlar los puntos sangrantes pequeños. Los drenes se colocan en cada lecho tiroideo; los músculos de la pared anterior se reaproximan y se cierra la herida como en la lobectomía tiroidea.

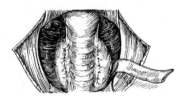

Fuente: Wise RA, Baker HW. (1968) Surgery of the Head and Neck.

14.3. Cirugía para la tiroides subesternal

A. El suministro de la sangre a la tiroides intratorácica viene del polo superior. Con tracción ascendente suave desde el polo superior, se introduce un dedo a lo largo de la glándula que esta debajo del mediastino. El lóbulo más bajo de la glándula es liberado por disección digital suave. Por una combinación de tracción anterior y presión inferior se retira la masa subesternal.

B. Este lóbulo normalmente tiene una configuración de cuña debido al estrechamiento a la entrada torácica. Cuando la glándula es elevada, la vena tiroidea inferior se ve y es asegurada. Cuando el lóbulo sale completamente la cirugía se termina de manera usual.

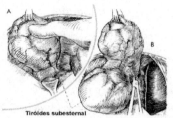

Tiróides subesternal
Fuente: Wise RA, Baker HW. (1968) Surgery of the Head and Neck.

14.4. Tiroidectomía total

A. Se usa el procedimiento descrito para la lobectomía tiroidea y se ejecuta en cada lado. El istmo entero y el lóbulo piramidal, si están presentes, son retirados. Cada paratiroides se diseca cuidadosamente conservando el suministro de sangre si es posible.

B. Con la conclusión del procedimiento, el espécimen quirúrgico se inspecciona cuidadosamente para buscar paratiroides. Si se extirpo accidentalmente alguna paratiroides se lo injerta en el interior del músculo del esternocleidomastoideo con una sola sutura. El cierre es igual que en la tiroidectomía subtotal.

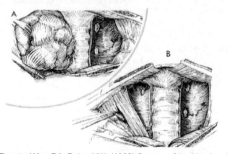

Fuente: Wise RA, Baker HW. (1968) Surgery of the Head and Neck.

Bibliografía

Alexander E. K. et al: Natural history of benign solid and cystic nodules. Ann Intern Med 2003.

American Cancer Society: Cancer Facts and Figures, 2006.

Andersen P. E., Kinsella J., Loree T.R., et al.: Differentiated carcinoma of the thyroid with extrathyroidal extension. Am J Surg, 1995.

Burmeister LA et al.: Subclinical hyperthyroidism and Thyroid, 2002.

Coburn M. C., Wanebo H. J.: Prognostic factors and management considerations in patients with cervical metastases of thyroid cancer. Am J Surg, 1992.

Datz F. L.: Handbooks in Radiology, Nuclear Medicine, 1988.

Day T. A. et al.: Multinodular goiter, Otolaryngol Clin North Am, 2003.

Doherty GM.: Diagnóstico y Tratamiento Quirúrgico, 2011.

Dorimain, Pierre-Charlot, Rodríguez Fernández, Zenén, Rodríguez Sánchez, Luís Pablo, Falcón Vilariño, Gilberto Carlos, & Mustelier Ferrer, Héctor Luis. (2013). Diagnóstico y tratamiento quirúrgico de pacientes con afecciones nodulares de tiroides. *MEDISAN, 17*(11), 8031-8042. Recuperado en 21 de noviembre de 2020, de http://scielo.sld.cu/scielo.php?script=sci_arttext&pid=S1029-30192013001100008&lng=es&tlng=es.

Esteva E. *Trastornos tiroideos. Tratamiento | Offarm*. (2010). Recuperado 20 de noviembre de 2020, de https://www.elsevier.es/es-revista-offarm-4-articulo-trastornos-tiroideos-tratamiento-X0212047X10875655

García-Escovar CA MD. MSc. (2020). Sistema de Salud en el Ecuador. Un modelo universal. Recuperado en 21 de noviembre de 2020. https://docs.google.com/document/d/1iXbTutkZnYRiMfOe4lj4WdreD3QG2AgDen_FQyQzCFM/edit?usp=sharing

García-Escovar CA MD. MSc., García-Endara RD MD. (2020). Determinación social en el hipotiroidismo. Factores protectores y destructores. Manta-Ecuador. http://revistafdm.uleam.edu.ec/2019/06/17/determinacion-social-en-el-hipotiroidismo-factores-protectores-y-destructores-manta-ecuador-2017-2018/

García-Escovar CA MD. MSc., García-Endara RD MD. (2020). Patrón Epidemiológico y perfil fisiopatológico del COVID-19 - Recuperado en 21 de noviembre de 2020. http://revistafdm.uleam.edu.ec/2020/09/16/patron-epidemiologico-y-perfil-fisiopatologico-del-covid-19/

Grant C.S., Hay I.D., Gough I.R., et al.: Local recurrence in papillary thyroid carcinoma: is extent of surgical resection important? Surgery, 1988.

Hawkins Carranza, F, Guadalix Iglesias, S, Martínez Díaz-Guerra, G, López Álvarez, B, & De Mingo Domínguez, ML. (2017). Hormonas tiroideas, TSH, cáncer de tiroides y hueso en mujeres pre y postmenopáusicas. *Revista de Osteoporosis y Metabolismo Mineral, 9*(2), 89-101. https://dx.doi.org/10.4321/s1889-836x2017000200006

Hernández MF, Rendón M, Mesa M. *Trastornos tiroideos. Tratamiento | Offarm*. (2016). Recuperado 20 de noviembre de 2020, de https://www.elsevier.es/es-revista-offarm-4-articulo-trastornos-tiroideos-tratamiento-X0212047X10875655

Hundahl S. A., Fleming I. D., Fremgen A. M., et al.: A National Cancer Data Base report on 53,856 cases of thyroid carcinoma treated in the U.S., 1985-1995. Cancer, 1998.

Khoo M. L., Asa S. L., Witterick I. J., et al.: Thyroid calcification and its association with thyroid carcinoma. Head Neck, 2002.

Latarjet M. y cols.: Anatomía Humana, 2005.

Lazaros J. H. et al.: Postpartum thyroiditis Autoiramunity, 2002.

LiVolsi V. A.: Pathology of thyroid disease, 1997.

Middleton W. D. y cols.: Ecografía, 2005.

Nabriski D. et al.: Clinical relevance of non-palpable thyroid nodules as assessed by ultrasound-guided fine needle aspiration biopsy, J Clin Endocrinol Metab, 2003.

Pacini F., Vorontsova T., Molinaro E., et al.: Prevalence of thyroid autoantibodies in children and adolescents from Belarus exposed to the Chernobyl radioactive fallout. Lancet, 1998.

Papadakis MA, McPhee SJ, Rabow MW. Diagnóstico clínico y tratamiento, 2017.

Ruiz-Garcia J., Ruiz de Almodóvar J. M., Olea N., et al.: Thyroglobulin level as a predictive factor of tumoral recurrence in differentiated thyroid cancer. J Nucl Med, 1991.

Sellers M., Beenken S., Blankenship A., et al.: Prognostic significance of cervical lymph node metastases in differentiated thyroid cancer. Am J Surg, 1992.

Shah J. P., Loree T.R., Dharker D., et al.: Prognostic factors in differentiated carcinoma of the thyroid gland. Am J Surg, 1992.

Shah J. y cols.: Cirugía y Oncología de Cabeza y Cuello, 2004.

Slatosky J. et al.: Thyroiditis: differential diagnosis and management, Am Fam Physidan, 2000.

Tumors of the thyroid gland: 3rd series, vol 5, AFIP, Washington DC, 1992.

Voutilainen P. E., Multanen M. M., Leppäniemi A. K., et al.: Prognosis after lymph node recurrence in papillary thyroid carcinoma depends on age. Thyroid, 2001.

Wise RA, Baker HW. Surgery of the Head and Neck. A Handbook of Operative Surgery 1968.

Zarnegar R. et al.: Prevention, evaluation, and management of complications following thyroidectomy for thyroid carcinoma, Endócrinol Metab Clin North Am, 2003.

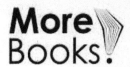
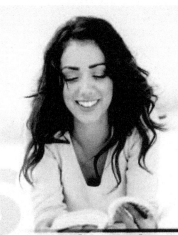
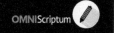

Made in the USA
Las Vegas, NV
13 May 2023

71997171R00069